幼儿生活照护

主　编　贺琳霞　温　燕
副主编　刘　洁　高　波　魏燕琪
　　　　张文娟
参　编　陈　凤　梅　怡　张　妮
　　　　毛　怡　赵　茹　孙　博
　　　　田心锐　考　茜　赵曼为
　　　　李莹莹　徐丽君

北京理工大学出版社
BEIJING INSTITUTE OF TECHNOLOGY PRESS

版权专有 侵权必究

图书在版编目（CIP）数据

幼儿生活照护 / 贺琳霞, 温燕主编. -- 北京：北京理工大学出版社, 2023.8
ISBN 978-7-5763-2806-6

Ⅰ. ①幼… Ⅱ. ①贺… ②温… Ⅲ. ①婴幼儿—护理 Ⅳ. ① R174

中国国家版本馆 CIP 数据核字 (2023) 第 162028 号

责任编辑：徐艳君　　**文案编辑**：徐艳君
责任校对：周瑞红　　**责任印制**：边心超

出版发行 / 北京理工大学出版社有限责任公司
社　　址 / 北京市丰台区四合庄路 6 号
邮　　编 / 100070
电　　话 /（010）68914026（教材售后服务热线）
　　　　　　（010）68944437（课件资源服务热线）
网　　址 / http://www.bitpress.com.cn

版 印 次 / 2023 年 8 月第 1 版第 1 次印刷
印　　刷 / 定州市新华印刷有限公司
开　　本 / 889 mm × 1194 mm　1/16
印　　张 / 9
字　　数 / 193 千字
定　　价 / 79.00 元

图书出现印装质量问题，请拨打售后服务热线，负责调换

PERFACE 前言

儿童是国家的未来和希望，我国政府历来关注儿童的健康成长，党的二十大报告强调教育、科技、人才是全面建设社会主义现代化国家的支撑，学前教育作为我国基础教育的基础，是保障儿童健康成长的起点和基础，对加快建设教育强国和高质量教育体系具有基础性、全局性和战略性支撑作用。保教人员对幼儿的科学照护能力是儿童健康成长的保障，本教材的目的在于让学生了解幼儿生活照护的价值和内涵，获得在幼儿园科学实施幼儿生活照护的能力，树立科学照护观和专业价值观。

本教材遵循党的二十大报告中"幼有所育"的指导思想，以《幼儿园工作规程》《幼儿园保育教育质量评估指南》为引领，以幼儿生活照护为主题，在阐述幼儿生活照护基本理论的基础上，融入立德树人根本任务，回应性照护基本理念，通过幼儿园大量幼儿生活照护的案例与分析，为学前教育专业学生提供具有实操性的学习，提升学生的幼儿生活照护水平，促进幼儿健康发展。在设计上有以下特点：

1. 理实一体

本教材编写团队由有教学经验的教师和有工作实践经验的专家共同构成，结合院校学生特点和幼儿园工作需求，突出理论和实践相结合的特点，以实践操作为主，理论知识引领。教材的第一单元为理论引领；第二、三、四、五、六、七、八单元为实践操作部分，其中每个单元设有知识储备模块，进行理论引领。

2. 强化应用

每一单元设置了情境导入、知识导图、学习目标、知识储备、知识拓展、组织与实施、思考与练习等不同模块，帮助学生在情境中学习，在知识储备和组织与实施中提高应用能力，在思考与练习中巩固应用能力。

3. 面向未来

本教材的内容参照国内外最新幼儿照护理念与相关政策，将回应性照护、《幼儿园保育教育质量评估指南》、《保育师国家职业技能标准》等相关内容融入各章节中，注意突出本专业

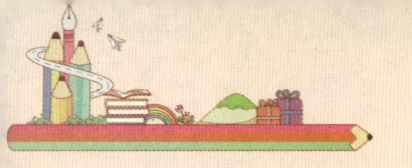

领域的新知识和新技能,体现教育的前瞻性。

4.融媒助学

为方便教师教学,本教材为师生提供电子教学资源,为教师提供电子参考教案资源包,各章节的操作流程主要以视频方式或照片方式呈现。

由于编写时间和作者水平有限,书中难免存在不足之处,敬请各位读者批评指正,以使本书更加完善。

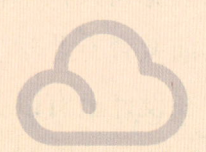

CONTENTS 目 录

单元一 幼儿生活照护概述 ……………………………………… 1
    情境导入 …………………………………………………………… 1
    知识导图 …………………………………………………………… 1
    学习目标 …………………………………………………………… 2
        知识一 幼儿生活照护的内涵 ………………………………… 2
        知识二 幼儿生活照护的组织和实施 ………………………… 6
    思考与练习 ………………………………………………………… 12

单元二 幼儿入园照护 ……………………………………………… 15
    情境导入 …………………………………………………………… 15
    知识导图 …………………………………………………………… 15
    学习目标 …………………………………………………………… 16
    知识储备 …………………………………………………………… 16
    组织与实施 ………………………………………………………… 18
        任务活动一 幼儿入园前的照护 ……………………………… 18
        任务活动二 幼儿入园中的照护 ……………………………… 20
        任务活动三 幼儿入园后的照护 ……………………………… 22
    思考与练习 ………………………………………………………… 24

单元三 幼儿盥洗照护 ……………………………………………… 25
    情境导入 …………………………………………………………… 25
    知识导图 …………………………………………………………… 25
    学习目标 …………………………………………………………… 26
    知识储备 …………………………………………………………… 26
    组织与实施 ………………………………………………………… 31
        任务活动一 幼儿盥洗前的照护 ……………………………… 31
        任务活动二 幼儿盥洗中的照护 ……………………………… 34

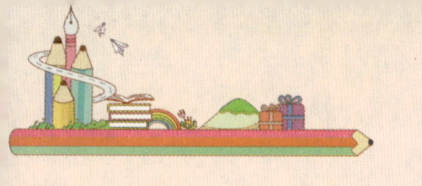

　　　　任务活动三　幼儿盥洗后的照护……………………………………… 37
　　思考与练习……………………………………………………………………… 40

单元四　幼儿如厕照护…………………………………………………… 41

　　情境导入………………………………………………………………………… 41
　　知识导图………………………………………………………………………… 41
　　学习目标………………………………………………………………………… 42
　　知识储备………………………………………………………………………… 42
　　组织与实施……………………………………………………………………… 48
　　　　任务活动一　幼儿如厕前的照护……………………………………… 48
　　　　任务活动二　幼儿如厕中的照护……………………………………… 51
　　　　任务活动三　幼儿如厕后的照护……………………………………… 55
　　思考与练习……………………………………………………………………… 58

单元五　幼儿进餐照护…………………………………………………… 59

　　情境导入………………………………………………………………………… 59
　　知识导图………………………………………………………………………… 59
　　学习目标………………………………………………………………………… 60
　　知识储备………………………………………………………………………… 60
　　组织与实施……………………………………………………………………… 70
　　　　任务活动一　幼儿进餐前的照护……………………………………… 70
　　　　任务活动二　幼儿进餐中的照护……………………………………… 75
　　　　任务活动三　幼儿进餐后的照护……………………………………… 79
　　思考与练习……………………………………………………………………… 82

单元六　幼儿饮水照护…………………………………………………… 83

　　情境导入………………………………………………………………………… 83
　　知识导图………………………………………………………………………… 83
　　学习目标………………………………………………………………………… 84
　　知识储备………………………………………………………………………… 84
　　组织与实施……………………………………………………………………… 87
　　　　任务活动一　幼儿饮水前的照护……………………………………… 87
　　　　任务活动二　幼儿饮水中的照护……………………………………… 92
　　　　任务活动三　幼儿饮水后的照护……………………………………… 98
　　思考与练习……………………………………………………………………… 99

目 录

单元七　幼儿午睡照护 ……………………………………………… 101

情境导入 …………………………………………………………… 101
知识导图 …………………………………………………………… 101
学习目标 …………………………………………………………… 102
知识储备 …………………………………………………………… 102
组织与实施 ………………………………………………………… 105
　　任务活动一　幼儿午睡前的照护 ……………………………… 105
　　任务活动二　幼儿午睡中的照护 ……………………………… 111
　　任务活动三　幼儿午睡后的照护 ……………………………… 115
思考与练习 ………………………………………………………… 119

单元八　幼儿离园照护 ………………………………………………… 121

情境导入 …………………………………………………………… 121
知识导图 …………………………………………………………… 121
学习目标 …………………………………………………………… 122
知识储备 …………………………………………………………… 122
组织与实施 ………………………………………………………… 126
　　任务活动一　幼儿离园前的照护 ……………………………… 126
　　任务活动二　幼儿离园中的照护 ……………………………… 128
　　任务活动三　幼儿离园后的照护 ……………………………… 132
思考与练习 ………………………………………………………… 134

参考文献 ………………………………………………………………… 135

单元一　幼儿生活照护概述

情境导入

情境1：李老师是一名刚入职的幼儿教师，由于缺乏经验，一上岗就处于忙碌的状态。集体活动结束后，她提醒孩子们自由喝水和如厕，有的孩子把水龙头开到最大，衣服和地上都是水，有的孩子上完厕所趁老师不注意就围着桌子悄悄玩起来，李老师不断提醒孩子安静，这时又传来个别孩子的哭声、几个孩子的告状声，场面十分混乱。在离园还有半小时时，李老师说："小朋友现在可以玩会儿区角活动，等爸爸妈妈来接。"话音刚落，孩子们迅速跑到自己喜欢的区角，有的聚在一起叽叽喳喳，有的互相打闹你追我赶。李老师用手势示意："嘘，大家安静……"没过一会儿，孩子们又开始吵闹起来。李老师看到后，不耐烦地说："再吵就不要在区角玩了！"

情境2：吃饭时间到了，孩子们有秩序地排队取餐，他们选择自己喜欢的饭和菜，吃多少吃什么都由自己选择。——夹菜时夹不起来，不小心把饭和菜都洒到地上。开心跟老师告状说："我看到有小朋友插队，排队太拥挤了。"针对自主进餐的问题，老师和孩子们展开了讨论，提出了解决问题的办法。比如，设计标志，可以把标志贴到取餐处。学习正确使用取餐工具，利用游戏的形式来巩固端碗的正确方式等。吃完饭后，孩子们归放餐具，漱口擦嘴。从餐具的准备到排队取餐井然有序，孩子们养成了良好的进餐习惯与进餐礼仪。

讨论：

1.为什么李老师会大声地不停维持秩序，喉咙都喊哑了但效果不好？

2.什么是自主？幼儿园一日生活环节中的自主性、有序性如何体现？一日生活自主性的实施策略有哪些？

知识导图

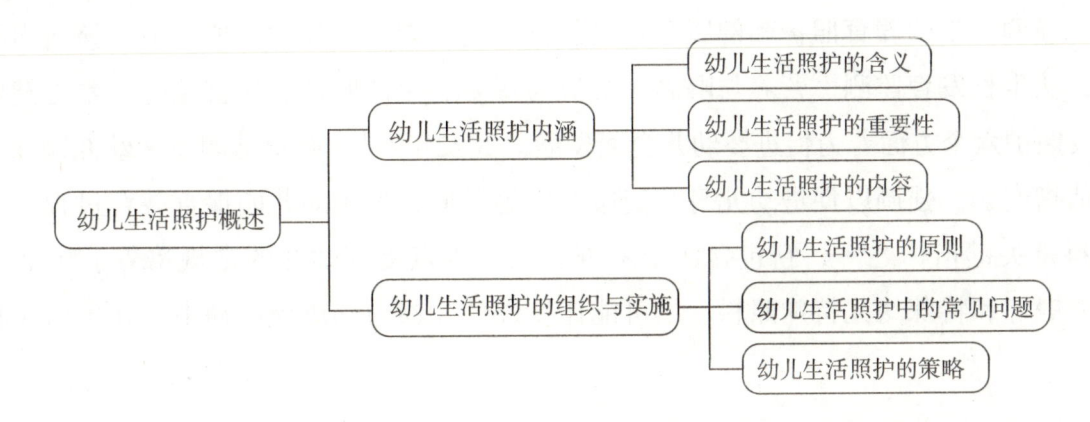

幼儿生活照护概述
- 幼儿生活照护内涵
  - 幼儿生活照护的含义
  - 幼儿生活照护的重要性
  - 幼儿生活照护的内容
- 幼儿生活照护的组织与实施
  - 幼儿生活照护的原则
  - 幼儿生活照护中的常见问题
  - 幼儿生活照护的策略

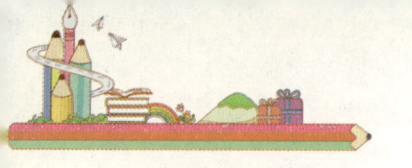

学习目标

1. 熟知幼儿园幼儿生活照护的内涵和意义。
2. 熟知幼儿园一日生活各环节照护与指导的基本要求，能在生活照护过程中，指导幼儿养成健康的生活习惯。
3. 增强生活照护和指导的主动性和积极性，养成良好的观察习惯，及时解决生活照护中的常见问题。

知识一 幼儿生活照护的内涵

一、幼儿生活照护的含义

保教结合是幼儿园阶段教育的突出特点，也是《幼儿园工作规程》和《幼儿园教育指导纲要》的基本要求。幼儿园教师需要科学合理地组织一日生活，给予幼儿良好的生活照料，充分体现保育与教育的结合，这是幼儿园教师主要区别于中小学教师的一项专业能力。幼儿照护是对幼儿进行日常生活照料、安全防护、日常保健、早期发展指导的行为活动。幼儿生活照护是对幼儿在幼儿园生活起居活动（包括饮食、睡眠、盥洗等）的照顾和护理，主要内容包括幼儿入园、离园、进餐、饮水、如厕、盥洗和睡眠照护。幼儿生活照护涉及在园一日生活的方方面面，并且针对小、中、大班不同年龄段幼儿的特点，采用不同的方法。从幼儿角度出发，以幼儿为本，了解幼儿的天性和需要，探寻每一个活动、每一个环节的教育价值，有助于幼儿自主、有序地学习和生活。幼儿生活照护是教育过程中最自然、最原本、最真实、最贴近幼儿成长需要的，良好的日常生活照护是促进幼儿生长发育的基本保障。

2022年11月，国家卫生健康委员会制定了《3岁以下婴幼儿健康养育照护指南（试行）》，强调科学的养育照护和健康管理是促进婴幼儿健康成长的重要保障。该指南结合我国实际，从生长发育监测、营养与喂养、交流与玩耍、生活照护、伤害预防、常见健康问题的防控及照护六个方面着力促进婴幼儿全面发展。2022年2月，教育部印发《幼儿园保育教育质量评估指南》，强调以促进幼儿身心健康发展为导向，聚焦幼儿园保育教育过程。其中，生活照料是关键指标之一，它包含四个考查要点，重点提到幼儿的常规培养、生活卫生习惯、体能锻炼和特殊幼儿特殊照料，尽可能让特殊幼儿参与到班级活动中。在生活照料中教师是支持者，不仅要关注本班全体幼儿的发展，还要关注个体的差异，重视有特殊需要的幼儿（见表1–1）。

表1–1 《幼儿园保育教育质量评估指南》节选

重点内容	关键指标	考查要点
A2 保育与安全	B5 生活照料	12. 帮助幼儿建立合理生活常规，引导幼儿根据需要自主饮水、盥洗、如厕、增减衣物等，养成良好的生活卫生习惯。 13. 指导幼儿进行餐前准备、餐后清洁、图画书与玩具整理等自我服务，引导幼儿养成劳动习惯，增强环保意识、集体责任感。 14. 制订并实施与幼儿身体发展相适应的体格锻炼计划，保证每天户外活动时间不少于2小时，体育活动时间不少于1小时。 15. 重视有特殊需要的幼儿，尽可能创造条件让幼儿参与班级的各项活动，同时给予必要的照料，根据需要及时与家长沟通，帮助幼儿获得专业的康复指导与治疗。

二、幼儿生活照护的重要性

（一）促进幼儿身心健康发展

幼儿期是儿童生长发育的关键时期，在这一时期，幼儿的神经系统发育迅速，认知发育较婴儿明显，对周围环境充满好奇，乐于模仿，行走和语言能力增强，活动范围扩大，与外界环境接触机会增多。但免疫功能仍不健全，且对危险事物的识别能力差，故易患感染性和传染性疾病，伤害发生率也增加。生活照护为幼儿提供良好的养育照护和健康管理，帮助其身体和机能良好地发育，有助于幼儿在生理、心理和社会能力等方面得到全面发展，为幼儿未来的健康成长奠定基础。

（二）培养幼儿良好的生活习惯

幼儿期的照护重点主要包括以下几个方面：合理喂养、进食习惯的培养以及充足的睡眠。这些是保证幼儿正常生长发育的重要环节。《3～6岁儿童学习与发展指南》强调，要关注幼儿一日生活中的所有活动，幼儿园一日活动的组织与实施首先是"发现儿童"的过程。一日生活中，幼儿园一半以上的时间是生活照顾，幼儿生活照护对幼儿的生活卫生习惯、劳动态度、自理能力、责任感、社会性行为规范及生活自理能力都有重要意义。

（三）促进幼儿良好的个性和社会性发展

个性在幼儿心理发展过程中起着动力源的作用，个性的初步形成从幼儿期开始，幼儿期的孩子可塑性很强。《3～6岁儿童学习与发展指南》指出："良好的社会性发展对幼儿身心健康和其他各方面的发展都具有重要影响。"社会化生活是幼儿社会性培养的活教材，经常开展实践活动，让幼儿感知、体验或者学习社会性教育活动，有利于促进幼儿社会情感的发展。家庭

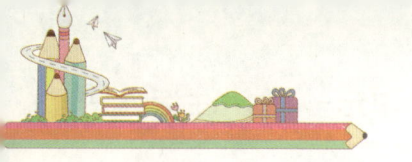

是幼儿最基本的生活环境，是幼儿最初接触的小社会，担负着促进幼儿个性与社会性发展的任务。教师要给幼儿提供充足的机会，有目的、有计划地开展实践活动，通过家园互动，合力促进幼儿社会性发展。

三、幼儿生活照护的内容

（一）幼儿入园照护

入园是幼儿在幼儿园一日活动的开始。愉快地与爸爸妈妈说再见，和老师问好，开启了美好的一天。入园是幼儿园教育中非常重要的一个环节，教师需要提前做好各项准备工作，热情迎接幼儿，进行物品交接、幼儿交接，安排晨检活动。晨检应做到"一摸二看三问四查"，晨检中发现幼儿有传染病或其他疾病表现时，应通知家长带孩子到医院检查和治疗。晨检不仅是检查，也可以组织更多的自由活动，或与家长、幼儿进行简单交流（见图1-1）。

（二）幼儿进餐照护

进餐是幼儿园一日生活中很重要的环节，这也是幼儿健康的起点。幼儿进餐教育是幼儿园健康教育中的重要组成部分。全日制的幼儿园一般有三餐两点，具体到不同的幼儿园情况有所不同。进餐活动不仅指午餐，也包括点心环节。《幼儿园工作规程》第十八条对正餐作出了明确规定："幼儿园应当制定合理的幼儿一日活动作息制度，正餐间隔时间为3.5~4小时。"幼儿进餐应做到：一是要卫生进餐，饭前洗手，饭后漱口；二是要健康进餐，不厌食不挑食，能情绪愉快地进餐；三是要礼貌进餐，正确使用餐具，不大声喧哗，用餐完后餐具物归原处（见图1-2）。

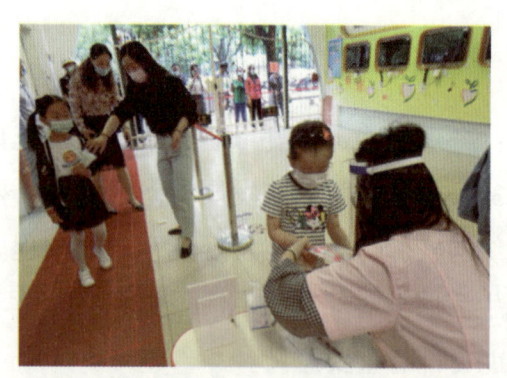

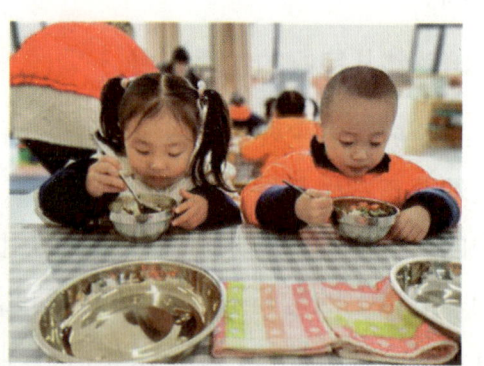

图1-1　幼儿入园　　　　图1-2　幼儿进餐

（三）幼儿睡眠照护

午睡的起始时间为午餐结束后20~30分钟。根据幼儿的生理特点，在幼儿园一日生活长达8小时的学习游戏过程中，午睡是非常必要的。应根据年龄特点和季节安排午睡时间，小班1.5~2小时，中、大班1~1.5小时，夏季可适当延长。优质的睡眠能有效地促进幼儿身体正常发育和机能的协调发展，增强体质，因此应保证幼儿充足的睡眠，培养良好的睡眠习惯（见图1-3）。

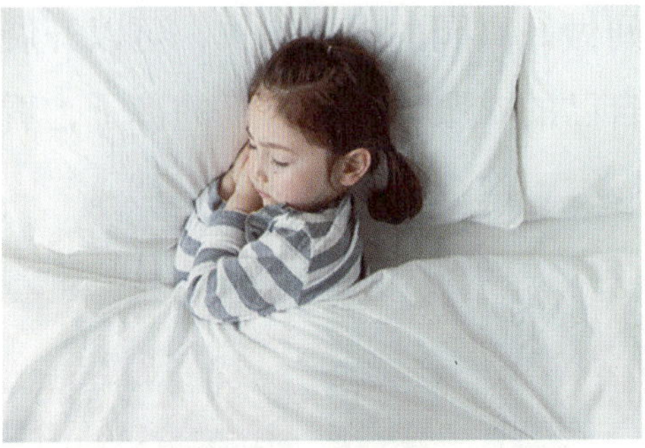

图1-3 幼儿睡眠

（四）幼儿盥洗照护

《3~6岁儿童学习与发展指南》指出，幼儿从小养成良好的生活习惯与卫生习惯是维护和促进健康的积极方式和重要途径。盥洗是幼儿在园一日生活中不可或缺的环节，主要包括洗手、洗脸、漱口等，正确的盥洗方法可以保证幼儿身体健康，增强抵抗力，也是培养良好生活习惯的重要内容（见图1-4）。

（五）幼儿如厕照护

《幼儿园教育指导纲要》在健康领域中明确提出，幼儿要养成良好的生活、卫生习惯，有基本的生活自理能力。如厕与幼儿生活有着紧密的联系，如厕环节是幼儿园一日活动中的重要生活环节，如厕习惯的培养是幼儿生活照护的一项重要内容，对培养幼儿良好生活、卫生习惯和生活自理能力都有重要意义（见图1-5）。

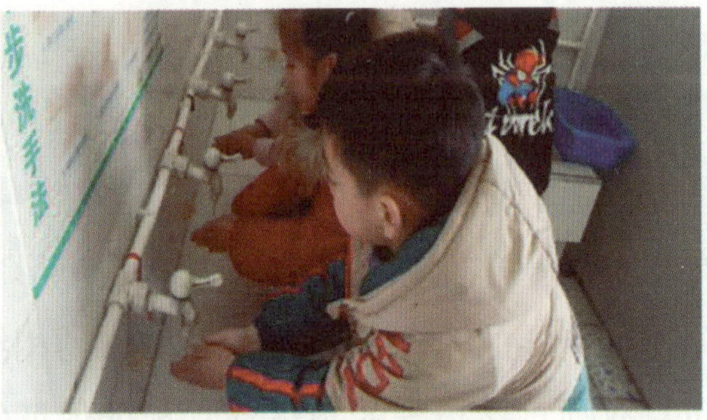

图1-4 幼儿盥洗 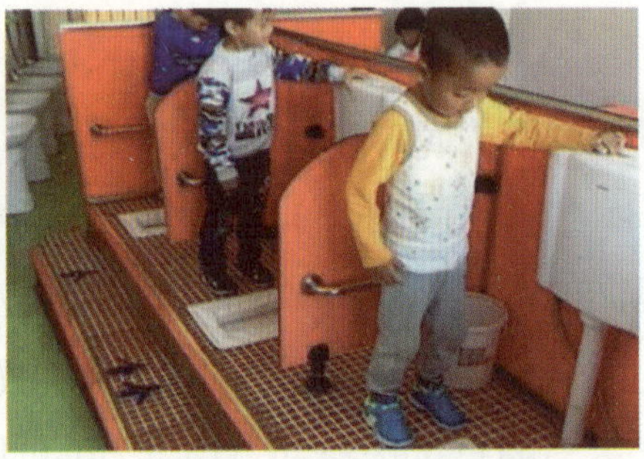　　　　图1-5 幼儿如厕

（六）幼儿饮水照护

幼儿饮水习惯的培养和饮水的合理摄入，对幼儿生长发育有着至关重要的影响，正常的饮水能促进幼儿生长发育，增强体质。3~6岁幼儿一次饮水量是100~150毫升，每日上、下午各1~2次集中饮水，并根据季节变化酌情调整饮水量（见图1-6）。

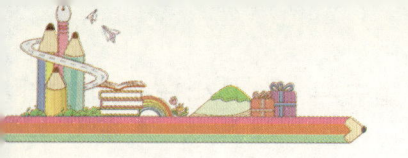

(七）幼儿离园照护

离园是幼儿一日生活中的最后一个环节。幼儿在经过了一天的集体生活后，离园也是放松自我的时刻，教师利用这段时间做好离园的准备工作，可以开展幼儿感兴趣的活动。组织幼儿进行"摸摸自己的扣子，掖掖自己的衣服，提提自己的裤子，看看自己的鞋，找找自己所带的东西"等幼儿生活自理方面的提示、检查活动（见图1-7）。

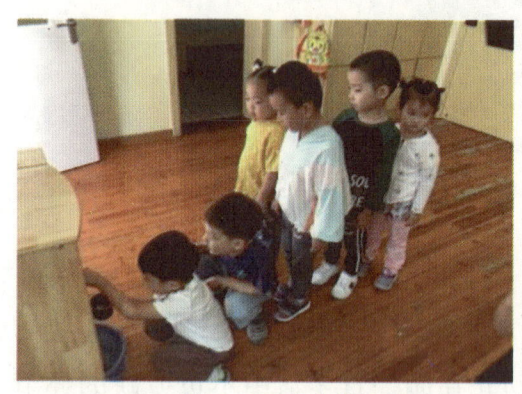

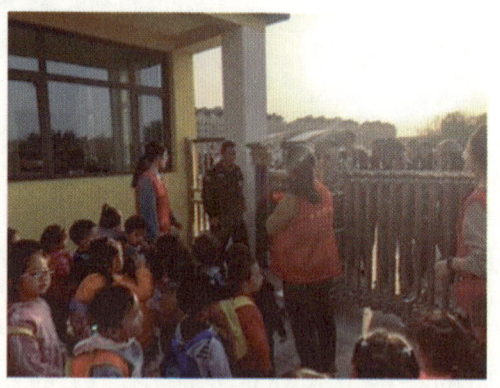

图1-6 幼儿饮水　　　　　图1-7 幼儿离园

知识二　幼儿生活照护的组织和实施

一、幼儿生活照护的原则

《幼儿园教师专业标准（试行）》提出："合理安排和组织一日生活的各个环节，将教育灵活地渗透到一日生活中。""科学照料幼儿日常生活，指导和协助保育员做好班级常规保育和卫生工作。""充分利用各种教育契机，对幼儿进行随机教育。""有效保护幼儿，及时处理幼儿的常见事故，危险情况优先救护幼儿。"

《幼儿园教育指导纲要》要求："科学、合理地安排和组织一日生活。"其中提出了幼儿园教师应遵循的若干基本原则：时间安排应有相对的稳定性和灵活性，既有利于形成秩序，又能满足幼儿的合理需要，照顾个体差异。教师直接指导的活动和间接指导的活动相结合，保证幼儿每天有适当的自主选择和自由活动的时间。教师直接指导的集体活动要能保证幼儿的积极参与，避免时间的隐形浪费。尽量减少不必要的集体行为和过渡环节，减少和消除消极等待现象。建立良好的常规，避免不必要的管理行为，逐步引导幼儿学习自我管理。《幼儿园保育教育质量评估指南》中指出："支持幼儿参与一日生活中与自己有关的决策。在班级一日活动中，要有意识地养成幼儿自我管理、自我服务的能力。"所以，科学照料幼儿日常生活，将教育灵活地渗透到一日生活中，体现了幼儿园教师的专业能力。

（一）充分认识生活照护的独特价值

幼儿生活的目的在于生长、发展和生活本身，所以幼儿的教育总是与幼儿的生活并行。教师要树立引导幼儿了解生活、感受生活、丰富生活、创造生活，通过生活对幼儿进行全面的教育的理念，进而启迪其智慧、发展其能力、培养其个性、陶冶其情操，从而达到让幼儿全面发展的目的。《幼儿园教育指导纲要》充分提倡了生活化的教育，通过生活中各种各样的活动培养幼儿的各方面能力，促进幼儿在做中学、玩中学、生活中学，在游戏中得到成长。《3～6岁儿童学习与发展指南》在"说明"部分指出："幼儿的学习是以直接经验为基础，在游戏和日常生活中进行的。"珍视游戏和生活的独特价值，创设丰富的教育环境，合理安排一日生活，最大限度地支持和满足幼儿通过直接感知、实际操作和亲身体验获取经验的需要。杜威在《儿童与课程》中指出："儿童的生活是一个整体，一个总体。"著名教育家陶行知提出："生活即教育，一日生活皆课程。"可以说，幼儿学习最大的独特之处是以自己的生活为主要学习途径，并以更好地适应生活为学习目的。

生活中蕴含着取之不尽的教育资源，学习也在随时随地发生。幼儿园的一日活动皆是课程，幼儿园的生活环节是具体琐碎的，"生活化"是幼儿园教育的基本特征之一，幼儿在做中学、玩中学和生活中学，幼儿园的教育和课程都是通过幼儿在园的一日生活来组织和实施的。各年龄班根据年龄特点，在生活活动的次数和时间上会有略微变化，小班的生活活动会占据更多的活动时间，生活活动内容也成为其年龄段保教工作的主要内容。幼儿的学习是以直接经验为基础，在游戏和日常生活中进行的，所以要把课程和幼儿园一日生活紧密联系起来，发挥生活本身蕴含的教育价值。教师作为观察者、支持者和引导者，是"以专业的眼光赋予学习者和学习以价值的人"，敏锐地发现一日生活中的教育价值和契机，从而促进幼儿的发展。幼儿园教育的基本原则在于一日活动皆教育，通过丰富幼儿的学习和游戏生活，尊重幼儿的认知发展规律，完善幼儿的成长历程。

（二）保育和教育相结合

《幼儿园工作规程》提出了保育与教育结合的原则。要想让幼儿得到全面的发展，幼儿园必须真正做到"保教结合，教养并重"，提升保教工作的质量。保育和教育是幼儿园教育的双重任务，保中有教、教中有保，这是由幼儿的年龄特点和发展规律决定的，二者是不可分割、相辅相成的。因此，在一日活动中做到教中有保、保中有教，不仅受到幼儿心理发展水平的制约，同时也是幼儿在园集体生活的需要。生活中的教育无处不在，好的生活就是好的教育。一日活动的保育工作包含着教育因素，即使是喝水、进餐、洗脸等都存在保教的时机。例如在洗手时，教给幼儿正确的洗手方法，或者加入洗手步骤图和关于洗手的儿歌，让幼儿明白为什么要洗手，以及细菌与人体健康之间的关系。总之，合理开展幼儿园一日活动

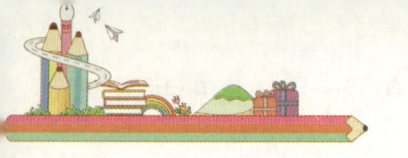

就必须将保育和教育相联系。

幼儿园教育不在于获得某一知识和技能，而在于"在快乐的童年生活中获得有益于身心发展的经验"，追求"有利于儿童长远发展"的情感、态度、能力，让幼儿生活有规律，让幼儿知道自己每天都做什么、怎么做、什么时候做、教师对他们的行为有什么期望和要求，从而使幼儿情绪稳定并获得安全感。同时，有规律的生活也有利于幼儿大脑皮质建立条件反射。幼儿的生活是完整的、连续的。《幼儿园教育指导纲要》也提出"注重综合性"，将幼儿在园各种类型的活动相互整合和渗透，共同构成一个整体性的教育场，将完整的、真实的生活意义展示给幼儿。

（三）集体和个体相结合

《幼儿园教育指导纲要》指出，教师直接引导的集体生活要能保证幼儿积极参与，避免时间的隐形浪费。集体教育主要是指通过幼儿的班级集体活动和师幼、幼幼之间的合作交往对幼儿进行教育。集体活动是"教师引导学生按照明确的目的、循序渐进地以掌握教材为主的一种教育活动"。它有利于激发幼儿积极健康的情感、发展幼儿多元的能力和获得各种知识经验。个别教育即我们所倡导的因材施教方式的教育形式，主要是根据每个幼儿的兴趣、爱好以及其自身的发展特点和能力倾向性进行的个别化的教育。《3~6岁儿童学习与发展指南》中也指出，要充分理解和尊重儿童发展中的个体差异，切忌用一把"尺子"衡量所有幼儿。在活动中要关注集体教育与个别教育，注意幼儿的个体差异。促进幼儿的全面发展的含义在于在使幼儿的个别教育与集体化的集体教育相结合。

《幼儿园教育指导纲要》指出："一日生活中时间的安排应有相对的稳定性与灵活性，既要有利于形成秩序，又能满足幼儿的合理需要，照顾到个体差异。"一天当中，幼儿需要知道接下来应该做什么事，这表示事件的顺序必须是可预测的。可预测性是幼儿能在心理上为下一个事件做好准备，这样可以让幼儿更能顺应日常的活动，也给幼儿一种安全感。因此，一日生活安排在大的环节上应当保持相对稳定。比如小托班的幼儿在生理需求上会有很大的差异，教师绝对不能一刀切。教师要在培养幼儿规则意识的同时，使幼儿知道在特殊情况下自行解决问题，幼儿的自主调节又是在教育因素规范下的自主调节，这种自主调节给了幼儿各自不同的个性与相当的空间。

（四）稳定性和灵活性相结合

一日生活中，每个幼儿园的每个班级都有幼儿的一日活动计划表，这个计划表代表着一种活动的稳定性。活动是有顺序的并且可预测的，教师和幼儿能够清楚每天的活动流程。建立科学、合理的生活规定与常规，相对稳定地执行作息制度，尽可能减少环节转换。但是，在固定的时间安排下，活动类型繁多、时间切割细碎、单项活动时间短，幼儿缺乏充分体验等，使幼儿的活动按照固定的时间频繁地转换，催促、打断、高控、紧张、混乱等在一日生活作息之中不断出现。同时，一日生活组织环节有很多不确定性。因此，教师不能按部就班地执行预先制订好的教学计划，而应该采用在活动过程中灵活地将原有的一日生活时间划分为多个具体时间段的"碎片化"方式，使之"模块化"，根据幼儿的需要改变原有的时间框架，根据不同活动之间的内在联系和幼儿的兴趣、需求来整合，为幼儿提供大段充足的可以自由支配的活动时间。比如，实施"弹性作息"制度：根据幼儿的兴趣和需要以及个体的发展，灵活合理地整合优化幼儿在园一日生活中某一或某几个环节的安排，让一日生活作息制度能切实可行地追随幼儿的发展。

把细碎切分的零散时间"化零为整"，将"时间点"扩展为"时间段"，减少精确的时间控制和不必要的过渡。晨间活动中，教师可以把几个活动融合成一个板块，可以使活动相对低结构，在较长时间内交叉进行多项活动。同时，教师可以结合自己课程的资源和生成、幼儿的兴趣需要，对作息时间表中的一日活动做出班本化的调整。

在活动课中当幼儿对所从事的活动产生极大的兴趣时，教师可不必按照原有时间规程强迫停止幼儿正在开展的游戏，可以根据幼儿的特点适当地延长活动时间，改变一些既定的活动顺序和内容，模糊不同类型活动的界限，带领幼儿充分体验，一直围绕着自己感兴趣的问题进行学习。因此，教师在幼儿的一日活动的安排和组织方面要争取做到稳定性与灵活性相结合、计划性与多变性相结合，科学分配幼儿在园时间，让幼儿每天有充足时间进行各种游戏活动，同时还有一定的时间休息、睡眠和进餐，满足其身心发展的需要。

（五）动态活动和静态活动相结合

《幼儿园工作规程》强调幼儿一日活动的组织应当动静交替，注重幼儿的直接感知、实际操作和亲身体验，保证幼儿愉快的、有益的自由活动。

动静结合是使活动内容和活动方式具有变化性，是为幼儿提供多样性活动的好方法。一日活动的教育目标、内容、手段有机融为一体，体现"动静结合、室内户外结合、集体自由结合、游戏学习结合"等整体性，才能使幼儿一日活动达到"愉快、充实、自主、有序"的标准。由于学前期的幼儿注意力较为短暂，大脑皮质功能发育不够成熟，在从事某种活动后，大脑皮层的相应区域将由兴奋转为抑制，容易出现疲劳。因此在一日活动中要做到活跃与安静相结合，就要求教师能够根据幼儿的不同需要安排不同类型的活动，比如活动的形式、活动时间的长短还有活动内容的难易程度，使大脑皮层的"工作区"与"休息区"适时轮换工作，在组合和安排幼儿园一日活动时，要充分考虑到幼儿注意力发展的特点及影响幼儿疲劳程度的各种因素，努力做到使活动的安排动静交替、有张有弛、劳逸结合。例如，可以将一日活动中较为活跃的时间段（如户外活动）以及较为安静的时间段（如睡眠等）穿插排列、分别进行，让幼儿可以慢慢地适应不同活动带给他们的愉悦体验，从而让幼儿在各个活动之间都能最大限度地

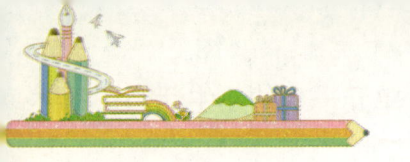

提高自己的活动兴趣，同时也保障了学习效率。可见，在组织一日活动中运用动静交替的原则，对于幼儿的健康成长来说是必不可少的。

二、幼儿生活照护中的常见问题

（一）环节设置不合理，缺乏科学性

一些幼儿园作息时间表的安排精确到"分"，把幼儿和教师每天的活动编排得非常紧密，每一项活动都有其指定发生的时间和结束的时间。有的教师迫于大班额的压力，尤其是一些新手教师，缺乏应对幼儿不同需求的经验和策略，会要求幼儿行动整齐划一，幼儿的生活与卫生活动组织随之而变得刻板和机械化，缺乏灵活性。这样安排的幼儿活动，不符合幼儿的年龄特点，无法满足幼儿个性化发展的需要。而生活环节都不是正式的教学活动，有些生活环节是很短暂的，如喝水、如厕，往往是两个活动间的过渡环节，具有中转、衔接、过渡和休息调整的意义。教师要允许幼儿闲散自由，容许喧闹与幽默，这才是温馨、温暖、可爱、真实、自然的。

（二）忽视一日生活组织和保育的重要性及教育功能

不少幼儿园教师往往按照园所的统一要求机械执行一日生活的各个环节和各项活动，很少关注这些环节的教育价值和教育渗透，也很少思考这些环节及其相关要求的合理性，而是将更多的关注和研究放在集体教学活动、主题活动和区域活动等活动中。

（三）忽视生活环节，包办代替多

在生活照护中，由于生活环节较为烦琐，为了"抢"时间，许多教师直接上手帮幼儿做了很多事。这种包办代替教育剥夺了幼儿学习、探索的时间和机会。此外，许多教师在制订一日计划时，着重考虑每个教学活动的计划及教学反思，并没有对幼儿生活活动的计划及指导方法进行思考，教师往往采用纪律约束的方式严格控制幼儿，生活活动往往成为简单的过程，只是一个教学环节与另一个教学环节的过渡，生活活动本身所蕴含的教育价值没有得到应有的重视和体现，而对于幼儿而言，大部分的学习应是生活化的、游戏化的教育活动，就是生活和游戏本身。教师没有把一日生活看作一个教育整体，自然也不会从整体角度去考虑幼儿的发展。

（四）忽视个体需求，整齐划一

目前大部分教师会对幼儿一日活动做统一要求，让幼儿在同一时间午睡起床，在一个活动结束后提示幼儿上厕所、洗手、喝水。幼儿正处于他律向自律过渡的阶段，且个体存在差异，若为了班级一致性会损害幼儿合理的个体需求。在集体教学活动时，教师习惯了整齐划一和集

体行动，会经常批评和教育违规的幼儿，幼儿正处于自我概念形成时期，在很大程度上依赖于外部评价，因此这会对幼儿的心理产生重要的影响。

三、幼儿生活照护的策略

针对以上问题，提高教师生活照护能力应重点考虑以下几个方面：

（一）重视幼儿的健康和安全

《幼儿园教师专业标准（试行）》第6条强调：关爱幼儿重视幼儿身心健康，将保护幼儿生命安全放在首位。由于幼儿年龄小，生理和心理发育还没有成熟，脆弱且自我保护能力差，在一日生活中随时存在着安全隐患。作为专业的幼儿园教师，应具有高度安全意识、必备的安全知识和应对安全问题的能力。幼儿在园的生活照护由幼儿入园和离园照护、幼儿进餐和饮水照护、幼儿如厕和盥洗照护、幼儿睡眠和起床照护组成。幼儿在每个环节的经历都会对他们的学习和发展产生影响。因此，园所应针对这几类主要活动类型梳理教育功能，并基于此设定好各部分的时间比重，根据动静交替等特点调整合理的顺序，明晰各环节活动的工作重点。

（二）创设自主学习的环境

《幼儿园教育指导纲要》中指出："环境是重要的教育资源。"幼儿自主学习就是指在一定的环境中，幼儿独立地、自由地按照自己的意愿，有选择地、主动地进行学习的过程。根据幼儿自己的喜好、自己的水平、自己的行为方式，独立地接触事物，获得信息，取得经验，提升认识，自主地发挥自己的主观能动性。现代儿童观认为，幼儿的学习应该是主动的学习，是使幼儿身心获得自由、全面和谐发展的学习。幼儿园教师可以运用具体形象的方法将常规体现在环境中，如：在楼梯、喝水处、洗手处等贴上小脚印；洗手处还可以贴上洗手的顺序图；班级内用图案标明各个活动区域；对于年龄小的幼儿，用标记告诉他们做早操的位置；每个幼儿的用品上贴上标记，便于幼儿辨认、取放。幼儿的模仿力极强，他们模仿的主要对象是教师，教师在幼儿的眼中是最权威的榜样，教师的言谈举止具有很大的感染力。为此，作为教师，要时时、事事、处处规范自己的言行，要求幼儿做到的，或目前幼儿还不能做到的，自己首先要做到，努力做幼儿的表率。另外，故事、诗歌、歌曲、影视作品中的艺术形象也有很强的榜样力和感染力，要注意引导幼儿接触好的艺术作品。

（三）抓住生活细节中的教育契机

生活为幼儿的学习和发展提供了很多契机，生活中蕴含着广泛的教育资源。教师要善于关注生活细节和平常事件，善于观察和发现教育契机，善于思考和利用教育契机，促进幼儿的学习和发展。教师要给幼儿充分反复实践的机会，不急于求成，循序渐进地利用各种游戏、日常生活等形式，让幼儿不断地反复和学习，从而养成良好的生活卫生习惯的认知体验和经验，逐

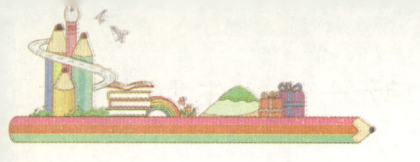

渐形成一系列正确的行为方式，并在反复的实践中得到强化，在生活细节中多为幼儿提供反复实践的机会。由于年龄的特点，他们不可能像成人那样一学就会，教师无论在态度上还是在方式上都要有足够的耐心，与幼儿共同讨论出来的进餐、盥洗、午睡等活动的规则，可以让幼儿更加明确遵守活动常规的重要性与必要性，明白为什么要这样做，理解其中的道理。如在讨论幼儿盥洗的规则时，幼儿通过讨论后认为：洗手的时间不能太长；不能玩水，要节约用水；洗手时不可以吵闹；要认真洗手，搓肥皂等。通过讨论，很多幼儿都能自觉地遵守。

（四）在游戏活动中培养生活卫生习惯

生活活动在幼儿发展中有不可替代的教育价值，是对其生存发展最有价值、最适合、最主要的活动。游戏最符合幼儿的心理特点、认知水平和活动能力，既是幼儿一日活动中各种教育活动的手段，又是一日活动的主要内容。让幼儿在玩儿中学，在生活中学，把枯燥的内容转化为生活的游戏。如：利用游戏区角活动，培养幼儿良好的生活卫生习惯；开展"娃娃家"游戏，让幼儿在娃娃家里学着帮娃娃穿衣服、穿裤子；在区角活动中，为幼儿提供纽扣、拉链等，让幼儿也能掌握扣纽扣、拉拉链的方法。教师应直接告诉幼儿具体如何去做和做什么，而不是告诉他不要如何做和做什么。如教师看到幼儿在建构区将积木乱扔在地上，经常会听到这样的对话："××，不要乱扔，把积木捡起来！"其实教师可以采取另一种比较温和但是坚决的方式，对他说："××，这个篮子是积木的家，我们把地上的积木送回家。"如果幼儿同意的话，教师还可以和他一起收拾。尊重幼儿在活动中的主体地位，多用树榜样、表扬、鼓励的方法，以发挥他们的主动性和积极性。

（五）家园合作，促进良好习惯的养成

幼儿喜欢模仿，模仿性很强，作为家长和教师要时刻注意自己的言行，以自己的行为为幼儿树立榜样，家园共育，对幼儿进行一致性教育，使幼儿能在潜移默化中受到教育。好的习惯不是一朝一夕就可以养成的，需要遵循由易到难的原则，必须从细微处入手，多渠道、全方位地开展一系列活动。

思考与练习

1. 《幼儿园保育教育质量评估指南》对生活照料部分的总体要求是什么？生活照护中有哪些常见问题？
2. 生活照护能力对教师提出了哪些基本要求？提高教师一日生活照护的重点有哪些？
3. 案例分析：两位老师指导孩子穿衣服。当面对两位幼儿满头大汗地歪歪斜斜地穿进去时，A老师气冲冲地冲C幼儿喊："错了错了，重新穿！"C幼儿听后越学越错。B老

师却欣喜地赞赏D幼儿:"不错哦,小手穿进去了,真能干。来,抓住小领子,商标在外面,向后甩一甩,捏紧袖口钻山洞,衣服穿好了。"D幼儿受到鼓励,不仅把衣服穿得越来越整齐,而且独立做事的兴趣和信心也越来越强了,久而久之,自理能力也越来越强了。教师作为幼儿的支持者、合作者、引导者,如何在日常照护中提升幼儿的自我服务能力?

单元二　幼儿入园照护

情境导入

小班幼儿入园前，我们总能看到一些小朋友哭喊着说："我不要去幼儿园，不要离开爸爸妈妈。"有的小朋友在幼儿园不吃饭，不睡觉，一直哭着找爸爸妈妈，导致全班小朋友一起哭，甚至有的小朋友哭晕过去。有些家长送完孩子不回家，趴在幼儿园围墙四周一直观望，总是担心自己的孩子不能适应幼儿园生活。入园时，中、大班的小朋友能积极主动地配合老师的晨检工作，但也有些小朋友一直捣乱。离园前，有的小朋友迫不及待地等待家长的到来，有的小朋友收拾好自己的书包安安静静地等待家长。

讨论：

1. 幼儿入园前，家长应该对孩子做好哪些入园前的准备？家长自己应该做好哪些准备工作？
2. 幼儿入园时，幼儿园保健人员应该做好哪些入园工作？
3. 幼儿入园前后，教师应该做好哪些准备工作？教师与家长如何做好交接工作？

知识导图

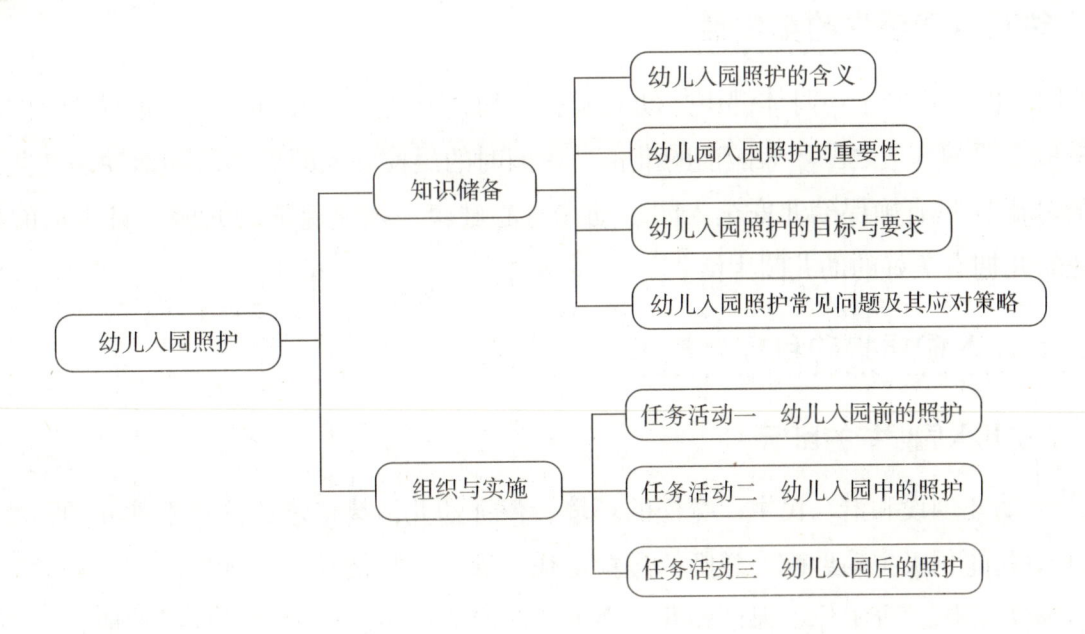

```
                        ┌── 幼儿入园照护的含义
                        ├── 幼儿园入园照护的重要性
            ┌── 知识储备 ┤
            │           ├── 幼儿入园照护的目标与要求
            │           └── 幼儿入园照护常见问题及其应对策略
幼儿入园照护 ┤
            │           ┌── 任务活动一　幼儿入园前的照护
            └── 组织与实施 ┼── 任务活动二　幼儿入园中的照护
                        └── 任务活动三　幼儿入园后的照护
```

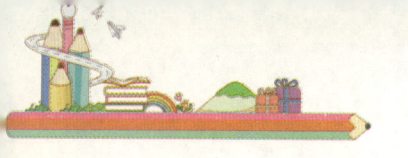

学习目标

1. 培养幼儿情绪良好、仪容整洁入园的习惯。
2. 培养幼儿有礼貌地向教师问好、向家长道别的习惯。
3. 培养幼儿主动配合晨检、整理好自己物品的习惯。
4. 培养幼儿积极参与晨间活动和值日生工作，遵守常规。

知识储备

一、幼儿入园照护的含义

入园，是幼儿在幼儿园一日活动的开始。幼儿入园照护是指家长早晨将幼儿送入幼儿园，并与教师进行良好的对接，教师对幼儿进行晨检，接待幼儿入园的过程。入园是幼儿在幼儿园一日生活的第一个环节，也是集体生活的开始，更是培养幼儿独立自理、文明礼仪等规范的有效教育途径。晨检活动是幼儿入园照护工作的主要活动，主要包括一看二摸三问四查。一看：看脸色、看皮肤、看眼神、看咽喉；二摸：摸额头是否发烧、摸腮腺是否肿大；三问：询问幼儿饮食、睡眠、情绪等情况；四查，检查幼儿有无携带不安全物品。晨检也不光是检查，也可以组织更多的自主活动，与家长、幼儿进行个别交流。

二、幼儿入园照护的重要性

保护幼儿的生命安全与身体健康是幼儿园教育的首要任务，入园作为幼儿园教育的首要环节，也是最重要的环节之一。入园前的准备、入园时的晨检、入园后的晨间活动是幼儿开始在园生活的基础，只有确保幼儿安全入园、幼儿身心健康，才能保证幼儿园一日生活的顺利开展，保证幼儿拥有美好的幼儿园生活。

三、幼儿入园照护的目标与要求

（一）幼儿入园照护的目标

（1）为幼儿创设和谐、民主、宽松的环境，保证幼儿情绪稳定，乐意上幼儿园。

（2）幼儿能积极主动地配合教师的晨检工作，保证一日活动有序开展。

（3）做好家园共育工作，保证幼儿生命安全与身心健康，使其健康快乐地成长。

（二）幼儿入园照护的要求

幼儿入园，是幼儿一日生活中的首要环节，也是非常重要的环节。入园前，家长要为幼儿做好物品及心理准备工作，保证幼儿能正常入园。保教人员要为幼儿创造良好的环境，保证幼儿乐意入园。入园时，家长要和教师做好对接工作，教师要了解幼儿的需要，并为幼儿做好晨检工作，保证幼儿的生命安全与身体健康。入园后，教师要积极开展一日活动，保证一日活动的良好开展，常规要求见表2-1。

表 2-1　幼儿入园照护的常规要求

项目	家长	教师	保育员
入园照护的常规要求	1. 为幼儿做好物品准备及心理准备。 2. 保证幼儿衣着整洁，愉快来园。 3. 能与家长及时沟通交流。 4. 以身作则，为幼儿树立榜样。	1. 开窗通风，清洁、整理活动室，打扫清洁区卫生。 2. 热情接待幼儿及家长，主动向幼儿问好。 3. 严格晨检，杜绝幼儿携带危险物品入园，患病幼儿经检后方可入园。 4. 认真组织晨间体能锻炼活动，材料丰富，形式多样。	1. 热情接待幼儿及家长，主动向幼儿问好。记录家长留言，做好体温登记。 2. 整理幼儿衣物，并放置整齐。 3. 做好卫生消毒及餐前准备工作。

四、幼儿入园照护常见问题及其应对策略

（一）分离焦虑及其应对策略

幼儿入园前常见问题就是分离焦虑，分离焦虑是幼儿入园适应的最大障碍。幼儿园教师应有效地缓解幼儿入园分离焦虑，让幼儿成功地迈出走向社会的第一步。幼儿园教师可以从以下几方面入手缓解幼儿分离焦虑：

首先，和幼儿建立亲密关系。入园第一天见到幼儿和家长及时亲切打招呼，如抱抱幼儿，和家长亲切交谈等，迎接幼儿进入教室，消除幼儿陌生感。其次，制订适宜的活动计划。针对不同幼儿的个性和分离焦虑程度，制订不同的计划，如安排手工活动、娃娃家游戏等让幼儿逐渐融入集体生活中；针对比较紧张的幼儿可以采取适度分离的方法，逐渐减少对家长的依赖。最后，家园合作。做好入园前的家访，了解幼儿的喜好，与幼儿建立关系；同时消除家长的焦虑情绪，如根据家长对幼儿园的期望和需求给家长解答，让家长知道幼儿园的活动安排和入园初期幼儿的常见问题，告知家长如何应对分离焦虑。

（二）晨检问题及其应对策略

携带致病菌。幼儿入园时可能会将外界病菌带入园中。由于幼儿免疫力较低，流行病、传染病在幼儿园的发生概率很高。

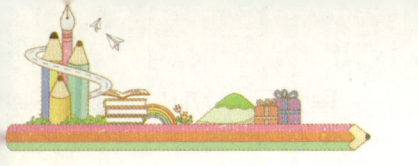

携带不安全物品。幼儿携带危险物品入园，导致呛噎、窒息等事件屡见不鲜。一些幼儿园的晨检流于形式，形同虚设、粗枝大叶，为安全事故的发生埋下了伏笔。

第一，要求幼儿洗手后再入班。教师要提醒幼儿先洗手后入班，防止幼儿将细菌带入园中。第二，进行二次晨检。晨检是幼儿安全入园的第一道屏障，由保健医和教师共同完成，教师要配合保健医做好入班的二次晨检工作，排除潜在的安全隐患。教师要认真检查幼儿的口袋、书包，看看幼儿有没有带危险物品在身上，收到这些危险物之后，要及时告知家长其危害，让家长有警惕意识，树立安全工作检查第一的意识。为此，教师要严把晨检关，消除安全隐患，确保幼儿安全。第三，教师要指导幼儿安全进入活动区。如果是室内活动，要保证幼儿在教师的视线范围内；如果是室外活动，教师要保证幼儿安全到达活动场地，避免幼儿独自一人。第四，关注特殊需要幼儿。对于生病的幼儿，教师要格外留心。一方面，教师要向家长咨询患病幼儿的身体状况和服药情况，由幼儿家长亲自填写"服药登记表"并签名；另一方面，教师要随时关注身体不适的幼儿，照顾幼儿按时服药，注意把药袋放在幼儿碰不到的地方。

（三）疾病预防策略

制定本园所疾病预防工作方案，包括疾病预防工作领导小组、各岗位工作责任制度（第一责任人、各部门、各班级、各教师）、疾病预防工作流程、信息上报流程、家长沟通机制、应急处置预案等，制度明确，责任到人，并进行培训和演练。幼儿园主要负责人是本单位疾病预防第一责任人。每日了解教职员工及儿童健康情况，实行"日报告""零报告"制度，每天根据疾病预防要求向主管部门报告具体情况。根据上级主管部门要求和最新版疾病预防方案对全体教职员工进行制度、知识和技能培训。开园前对园区进行卫生清洁和预防性消毒。所有外出的教职员工和幼儿进行检查、消毒后，健康者方可入园。做好疾病预防工作的相关物资储备，准备充足的洗手液、手消毒剂、口罩、手套、酒精、消毒液、体温计、呕吐包、紫外线消毒灯等。设立（临时）隔离室，位置相对独立，以备人员出现疑似病例时立即进行隔离使用。

✅ 组织与实施

任务活动一　幼儿入园前的照护

一、入园前照护工作任务与内容

入园前照护是指在幼儿入园前，家长为幼儿做好物质及心理准备，教师做好班级活动室的卫生工作、安全检查工作、餐饮用具和玩教具的准备工作，做好晨间接待的准备。同时做好家园共育工作，告知家长配合幼儿园工作，做好幼儿入园准备工作。保教人员的入园前照护工作主要如下：

（一）开窗通风

为保持班级室内空气清新，教师到岗第一件事就是开窗通风。根据气候及天气变化，灵活调整开窗通风时间。冬季开窗通风至少应达到每半日一次，通风的时间一般为10~15分钟，室内温度以不低于18℃为宜。如室内取暖设备比较完善，可整日开着一扇小窗户，以确保良好的空气质量。幼儿离开活动室进行户外活动时，可打开大窗通风。夏季一般执行全天通风制度，使用空调的房间应达到每半日通风一次，通风的时间一般为10~15分钟，室内温度以不超过28℃为宜。没有配备空调的幼儿园，如室温过高，可采用打开电风扇、开窗对流和向地面洒水的方法进行降温。春秋季室外温度与室内温度相近时，只要无大风、大雨等异常天气，可全天进行开窗通风（见图2-1）。

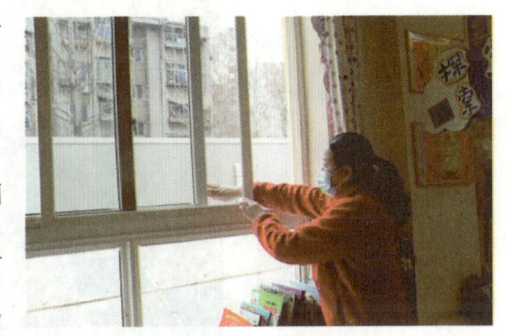

图2-1 开窗通风

（二）安全检查

幼儿入园之前，教师要对活动室、睡眠室、盥洗室进行检查，排除安全隐患，保证幼儿在园安全。

（三）卫生清洁

对活动室、睡眠室、盥洗室进行卫生清洁，并用消毒液进行擦拭，保证室内外清洁做到"七净"——地面、桌面、门窗、玩具柜、水杯架、毛巾架、衣帽柜等干净无灰尘（见图2-2）。

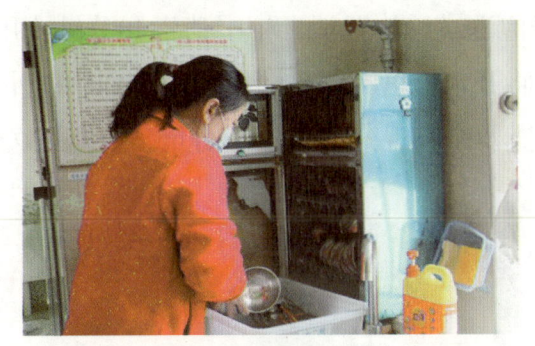

图2-2 餐具消毒

（四）用品准备

教师要准备当日需要的各种玩教具用品，保育员要准备饮用水及餐具、水杯等用品，建议

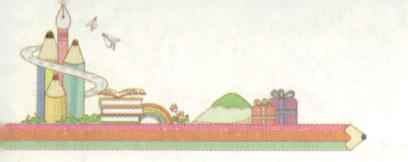

每日采用符合标准的测温仪器在班级内测量体温（见图2-3）。

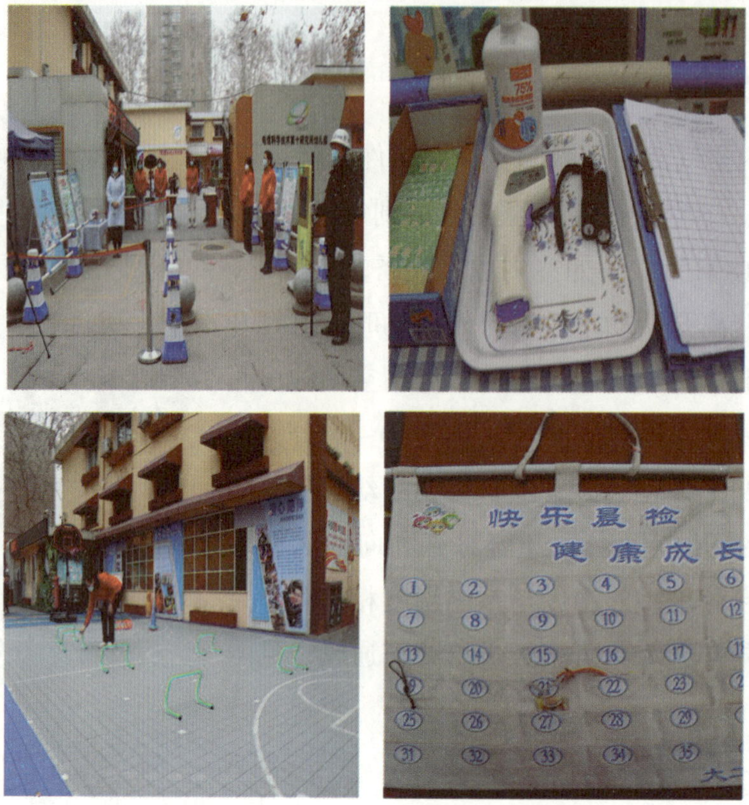

图2-3 晨检准备

二、入园前照护工作流程与规范

第一，教师应提前到园，开窗通风，让室内空气流通、光线充足。第二，检查幼儿图书、玩具等活动材料是否充足、适宜，是否摆放整齐，为幼儿来园营造一个良好的环境。第三，教师更换工作服，做好室内外清洁卫生工作，用消毒水和清水将晨检台擦干净。用1∶50的84消毒水擦拭幼儿活动室、寝室、盥洗室的桌面、玩具架、杯架、栏杆扶手等。将幼儿口杯清水浸泡洗净后放置消毒柜中消毒40分钟或用1∶50的84消毒水浸泡洗刷，清水洗净。将开水桶里的剩水倒掉，清洗桶里桶外。第四，放好晨检用品，备好各班晨间检查及全日观察记录簿、幼儿家长委托吃药记录簿。

幼儿入园前的照护

任务活动二　幼儿入园中的照护

一、入园中照护工作任务与内容

入园中照护是指家长送幼儿到幼儿园时，家长与教师进行良好的对接，教师了解幼儿的需求并对其进行晨检工作，保证幼儿正常入园。对于幼儿来说，在入园时能主动自觉地洗手；按要求带齐当日所需的生活和学习用品；着装整洁舒适，便于活动；按时、愉快入园，有礼貌地向教师、同伴问好，与家长告别；愿意接受晨检，身体不适能告诉保健教师；主动参加晨间活动，遵守活动规则，活动后将玩具放回原处，摆放整齐。对于家长来说，按时护送幼儿入园，主动让幼儿接受保健教师的晨间检查，与教师交接接送卡和晨检牌后方可离园（见图2-4）；若需委托幼儿园喂药，应主动填写好委托服药登记表（服药者姓名、性别、年龄、班级、药品名称、服药计量、服药方法）交给保健教师；主动向保健教师和当班教师报告幼儿的特殊情况，尤其是身体的不适。

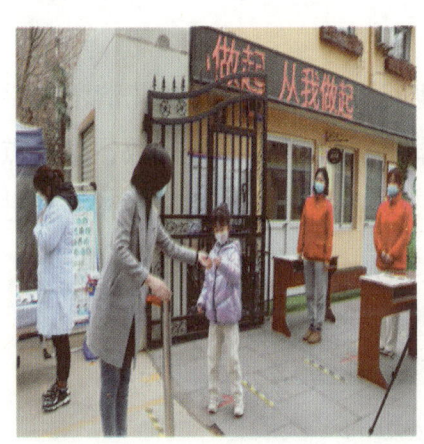

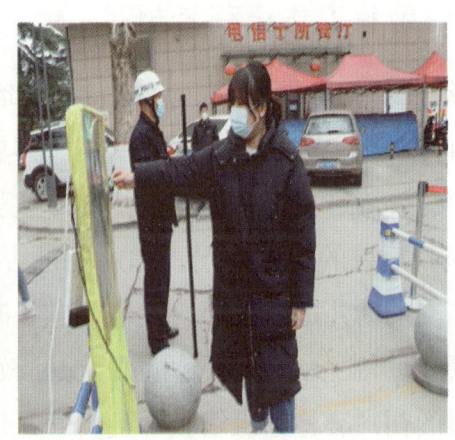

图 2-4 家长领取接送卡并打卡离开

对保教人员来说，具体工作如下：

教师应主动、热情、礼貌地迎候幼儿和家长。观察幼儿身体、情绪和精神面貌，第一时间掌握班级幼儿的总体情况，对情绪不佳的幼儿及时向家长了解原因，并给予安慰。查看幼儿的晨检牌或晨检记录，仔细检查幼儿有无携带不安全物品，如有携带，就由教师保管，并在离园时和家长交谈，并提醒下次不允许带危险物品入园。有针对性地向家长了解幼儿情况，仔细观察幼儿的精神及情绪表现有无异常，妥善处理好幼儿异常情况，与家长做好及时沟通，并做好幼儿在家情况的记录，随时观察其他正在活动的幼儿。对家长的特殊要求做好记录，并及时让搭班保育员知晓。组织幼儿开展观察、劳动、值日、自主活动等。清点幼儿出勤情况，并做好记录。及时与未到园幼儿的家长取得联系，了解原因。有计划地组织晨间活动，于前一天准备好玩具、活动材料及体育活动器械，让幼儿参加自己喜欢的各种活动。做好幼儿的药物管理工作，准确把握药的名称和剂量，切忌出现错喂食、漏喂等情况的发生。保健教师在做好晨检工作（见图2-5）基础上，向幼儿发放晨检牌，向健康幼儿、服药幼儿、待观察的幼儿发放不同的晨检牌，由教师或家长带回班级。同时，检查家长填写的委托服药登记表，并核对药品。药物必须由保健教师妥善保管在保健室内幼儿拿不到的地方。午餐半小时后，把药品送交给当班教师，并做好交接记录。

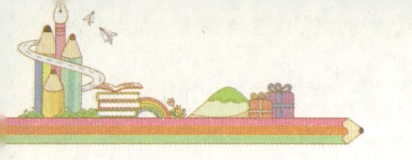

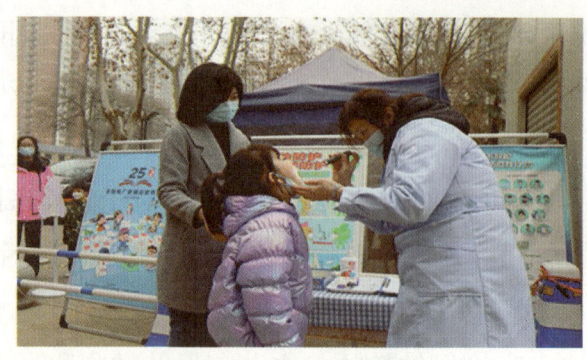

图 2-5 保健教师晨检

二、入园中照护工作流程与规范

（1）接待幼儿。教师要主动、热情、礼貌地问候幼儿，协助幼儿清洁双手，观察、了解幼儿的情绪和身体状况，特别要关注患病儿、体弱儿，并及时清点人数，做好点名记录。

（2）物品交接。教师要热情接待家长，与家长做好交接手续，并和家长进行简单、必要的交流，记录家长反映的特殊情况，如幼儿是否生病，是否需要服药，等等。教师要对特殊情况的幼儿加以关照，发现问题及时处理或通知家长。

（3）二次晨检。晨检工作由幼儿园内保健教师和班级教师共同完成，保健教师负责园门口的初次晨检，班级教师负责幼儿进班的二次晨检。

幼儿入园中的照护

> **知识拓展**
>
> **传染病流行季节的晨检**
>
> 在传染病流行季节，幼儿园应做好晨午检和全日健康观察。晨检应做到"一摸二看三问四查五防"，即在做好"一摸二看三问四查"的基础上，还需要做好"五防"。五防指有无传染病接触史或早期症状和体征，如发现幼儿有传染病症状或其他疾病表现时，应及时通知家长带幼儿到医院检查治疗。全日健康观察主要对幼儿的饮食、睡眠、大小便、情绪状况等方面进行观察，并做好观察记录，发现疑似传染病幼儿应尽快使用（临时）隔离室并与幼儿家长联系，及时送往医院诊治，做好追访诊治的结果。

任务活动三　幼儿入园后的照护

一、入园后照护工作任务与内容

入园后照护是完成晨检工作后，教师组织幼儿上厕所，与幼儿之间开展的晨间谈话及晨间活动。幼儿积极主动地与教师进行沟通交流，并提出自己的需求，听从教师的指导，在教师的指导下完成晨间活动。保教人员具体工作如下：

（一）组织晨间活动和晨间谈话

晨间检查后，教师清点幼儿人数，并将幼儿有序带回盥洗室，组织幼儿上厕所，更换衣物（见图2-6）。再将幼儿带回活动室，组织幼儿在活动室进行分散、自选活动。幼儿可根据自己的兴趣、爱好，自由选择游戏主题，自选玩具，自由结伴，参加不同类型的活动，如看书、搭积木、下棋、折纸、绘画、玩娃娃等。教师可以利用晨间接待时间与幼儿亲切交谈，进行个别教育。如对胆怯、孤独的幼儿，引导和帮助他们更快地适应幼儿园的具体生活。中、大班的教师可以指导幼儿做值日生工作，如摆放桌椅、给植物浇水等，培养幼儿从小热爱劳动的好习惯。

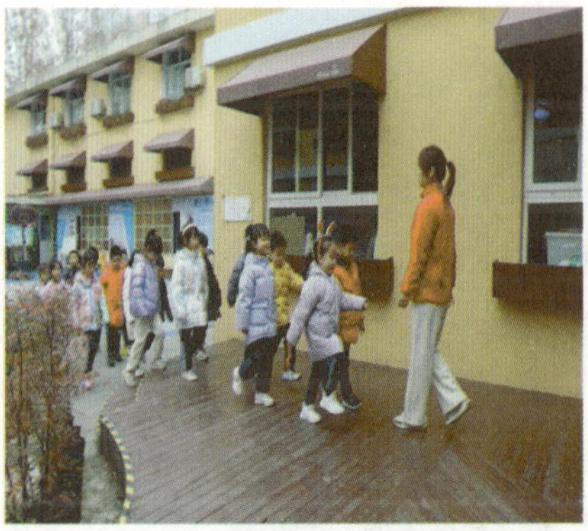

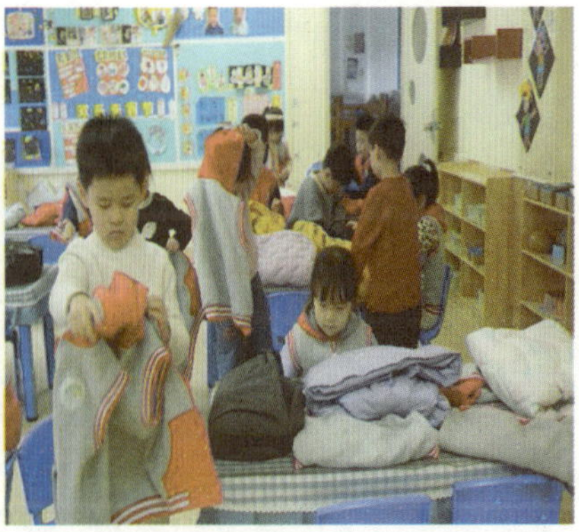

图2-6 将幼儿有序带回，引导其更换衣物

（二）观察幼儿，了解幼儿的兴趣、需求及问题

晨间活动时，教师要仔细观察幼儿，及时了解幼儿的兴趣及需求，发现幼儿的问题，根据幼儿的兴趣、需求及问题生成新的课程，为集体教育活动做准备。遵循幼儿身心发展的规律及特征，对有特殊需要的幼儿给予特殊照顾，做到因材施教，保证每个幼儿身心全面健康发展（见图2-7）。

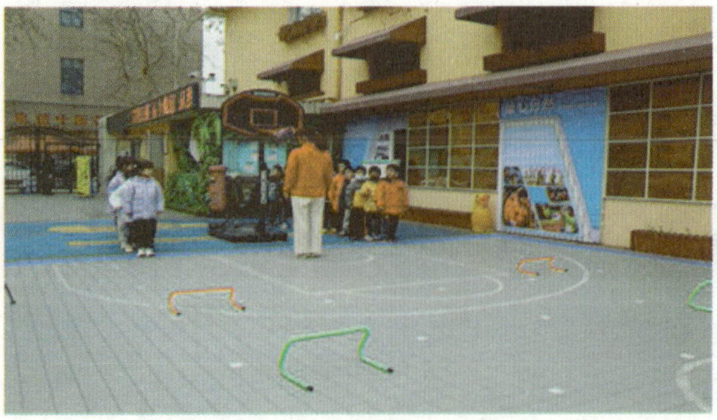

图2-7 组织幼儿晨间锻炼

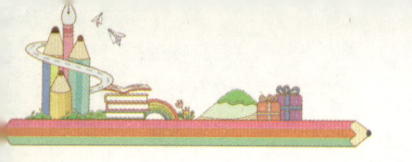

二、入园后照护工作流程与规范

（1）晨间活动可根据不同天气、入园时间等情况安排室内外活动。一般情况下处于入园适应期的幼儿室内活动多一些，大班幼儿室外活动多一些。

（2）晨间活动以幼儿自主活动为主，活动器械应具有多样性，活动内容应具有丰富性。

（3）晨间活动前检查场地是否有石块或者积水，如有则及时清除；检查活动器械是否完好，如有破损玩具及时清除。清点幼儿人数，说明活动内容和要求。检查幼儿服饰、鞋带是否适合活动。体弱、易出汗的幼儿要垫上隔汗巾。

（4）教师用语言或动作引导幼儿参与晨间活动。小班幼儿活动时教师要注意班级幼儿活动情况，避免冲撞情况发生。

幼儿入园后的照护

知识拓展

入园安全儿歌

小朋友，真机灵，安全入园记得清。
来园路上靠右行，十字路口红灯停。
交通规则要遵守，高高兴兴入园中。

晨检歌

幼儿园里真热闹，宝宝挨个来晨检。
转转眼睛伸伸手，摸摸额头笑一笑。
指甲头发都干净，天天检查身体好。

思考与练习

1. 幼儿入园前家长应做好哪些准备？
2. 幼儿入园晨检最能体现教师的教育智慧，你能归纳出哪些？
3. 幼儿入园安全隐患识别与应对：在幼儿入园前后，往往存在着许多安全隐患，如果家长和教师的安全意识不强，观察不细致，很可能会导致许多意外事故的发生。请利用身边的资料和自身的实习经验，小组合作归纳幼儿入园前后可能存在的安全隐患，并完成下表的填写。

幼儿入园安全隐患	可能导致的不良后果	预防方法

单元三　幼儿盥洗照护

情境导入

集体早操时间后，小朋友到盥洗室里洗手。萱萱第一个冲到水池边，打开水龙头后，将双水放在水龙头下冲了几秒钟，关上水龙头，涂抹洗手液，慢慢搓手，开水龙头冲洗，再涂抹洗手液，搓手……后面的小朋友喊"你快点"，萱萱说："老师说要认真洗手，你是排我后面的，等我洗完了你再来，一个跟着一个洗。你要站到禁止线后面等。"后面的小朋友这才发现地上的禁止线，无奈站在线后，等萱萱洗完以后再踩着地上的小脚印过去洗手。

讨论：

1. 面对幼儿在盥洗室的这种情况，教师应该如何处理？
2. 你觉得幼儿还有可能出现哪些盥洗问题？我们应该如何培养幼儿良好的盥洗习惯？

知识导图

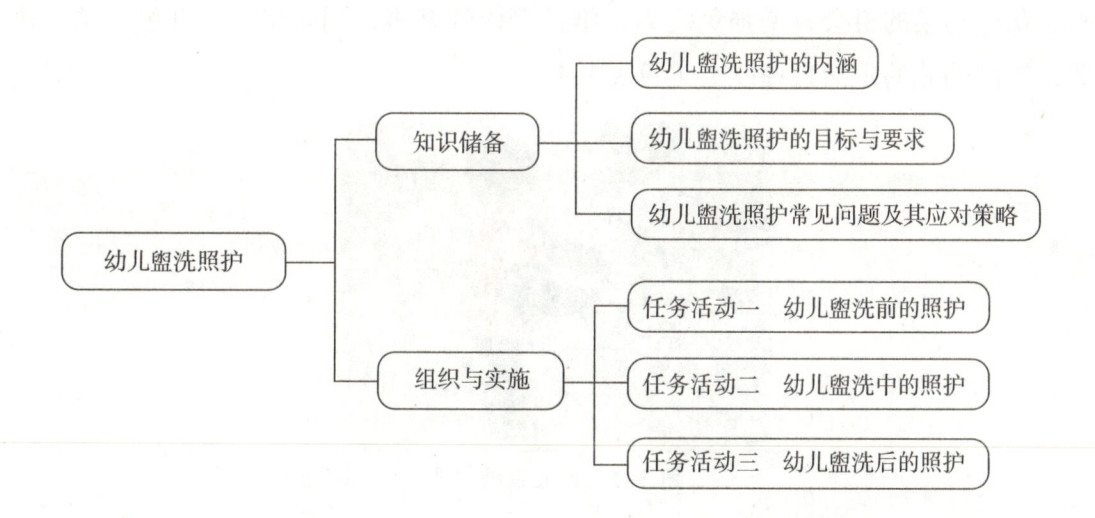

```
                          ┌─ 幼儿盥洗照护的内涵
              ┌─ 知识储备 ─┼─ 幼儿盥洗照护的目标与要求
              │           └─ 幼儿盥洗照护常见问题及其应对策略
幼儿盥洗照护 ─┤
              │              ┌─ 任务活动一　幼儿盥洗前的照护
              └─ 组织与实施 ─┼─ 任务活动二　幼儿盥洗中的照护
                             └─ 任务活动三　幼儿盥洗后的照护
```

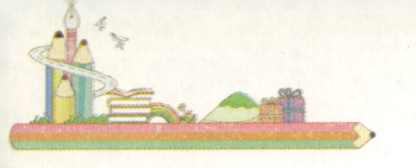

学习目标

1. 了解幼儿盥洗的概念，知道如何根据幼儿年龄的特点进行盥洗照护。
2. 认识到养成良好的盥洗习惯对幼儿发展的重要性，在教学活动中能注重培养幼儿文明盥洗、讲卫生等良好习惯。
3. 熟练掌握幼儿盥洗的照护流程，能按工作要求组织好幼儿盥洗，能够灵活处理幼儿盥洗过程中出现的问题，培养幼儿良好的盥洗习惯。
4. 通过对盥洗保育环节的学习和实践，树立尊重幼儿、理解幼儿和关爱幼儿的职业意识。

知识储备

一、幼儿盥洗照护的内涵

（一）幼儿盥洗的概念

幼儿园盥洗活动是幼儿一日生活的重要环节，主要包括洗手、漱口、刷牙等活动。盥洗是保障幼儿身体健康的第一道防线，盥洗的目的是使幼儿的毛发、皮肤保持清洁，减少皮肤被汗液、皮脂、灰尘污染的机会，增强免疫力，维护身体的健康，同时培养幼儿爱清洁、讲卫生的良好习惯，提高幼儿的生活自理能力（见图3-1）。

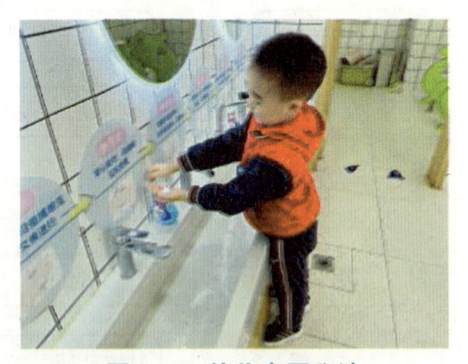

图3-1 幼儿在园盥洗

（二）幼儿盥洗照护的任务与要求

在盥洗活动环节，教师可以根据不同年龄段的幼儿在洗手、漱口、洗脸和梳头活动中出现的诸多问题，通过轻松的小妙招，把难点问题各个击破、化整为零，让平淡重复的盥洗活动变得生动有趣。

第一，教会幼儿正确的洗手方法。洗手前幼儿应先卷衣袖，轻轻拧开水龙头，将手心、手背、手腕浸湿，然后搓洗手液，直至搓出泡沫，使手心、手背、手指缝都被洗到，然后用清水冲洗干净，关好水龙头，最后再用毛巾将手擦干。教师应教育幼儿认真洗，不玩水，不敷衍。

第二，在幼儿盥洗过程中教师要全面照顾、及时督促、仔细检查与指导，以免幼儿将衣服弄湿，被地上的水滑倒，发生玩水的现象。

第三，培养幼儿良好的盥洗习惯，懂得饭前或便后洗手，随时保持手的清洁。《幼儿园教育指导纲要》也指出："在幼儿园一日生活中，教师应从问题出发，有效挖掘盥洗环节中的教育资源，利用环境提示、真实情景表演、儿歌、游戏等多种方式有意识地培养、引导幼儿养成良好的盥洗习惯。"不同年龄幼儿盥洗技能的培养方法各有侧重，托班、小班可以采用游戏法、儿歌故事法、表扬鼓励法；中班可以采用参观法、比赛法；大班可以采取讨论法、发现法、评议法及互相督促检查的方法。

（三）幼儿盥洗照护的价值

1. 有助于幼儿生活自理能力的培养

教师在进行盥洗照护的过程中可以帮助幼儿了解卫生保健方面的简单知识，丰富幼儿关于疾病防控的认知。教师在盥洗照护中引导幼儿及时表达自己的盥洗需求，学习自主盥洗的方法，养成良好的盥洗习惯，这也是培养幼儿自理能力的重要环节。

2. 遵守盥洗相关的规则

盥洗虽然是疾病防控的重要基础，但人却是社会人，因此盥洗也需要遵循相应的社会规则。教师在盥洗照护的过程中还要让幼儿了解相应的规则，如盥洗要在盥洗室、盥洗室人多时要排队、要节约用水等，这些规则也是幼儿成长过程中应当首先学习和掌握的（见图3-2）。

3. 养成良好的卫生习惯

让幼儿知道洗手对身体健康有好处，知道饭前便后、户外活动后、手脏的时候用正确的洗手方法（七步洗手法）把手洗干净，并能做到洗手的时候不玩水、不嬉闹，养成良好的洗手习惯。

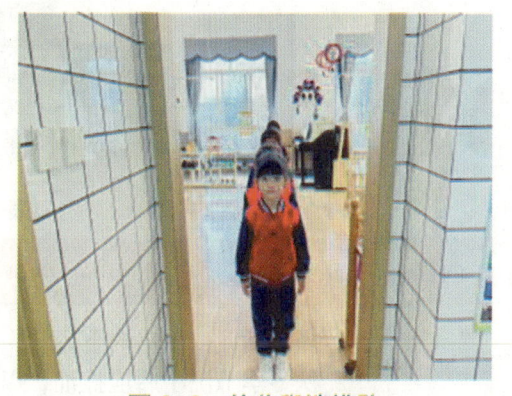

图3-2 幼儿盥洗排队

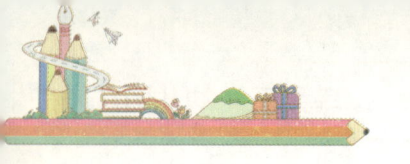

二、幼儿盥洗照护的目标与要求

（一）幼儿盥洗照护的目标

（1）创设干净整齐的盥洗环境、提供适宜的卫生洁具供幼儿盥洗。

（2）帮助幼儿了解盥洗是提高免疫力促进身体健康的保障，逐渐形成自主盥洗的意识，掌握自主盥洗的方法。

（3）养成良好的盥洗习惯，提高生活自理能力。

（4）引导幼儿在盥洗时能排队盥洗，习得讲卫生、文明盥洗等盥洗礼仪。

（二）幼儿盥洗照护的要求

幼儿盥洗是一日生活中非常重要且必不可少的环节，教师应通过合理的照护帮助幼儿养成良好的盥洗习惯，促进幼儿健康（见图3-3）。幼儿盥洗的照护要求主要包括四个方面：第一，提供干净整齐、设备齐全的盥洗环境；第二，按时组织幼儿盥洗，照护好盥洗过程；第三，关注个体差异和及时发现幼儿的问题，开展适宜的照护；第四，对盥洗室进行清洁消毒，开窗通风，保持卫生洁净。

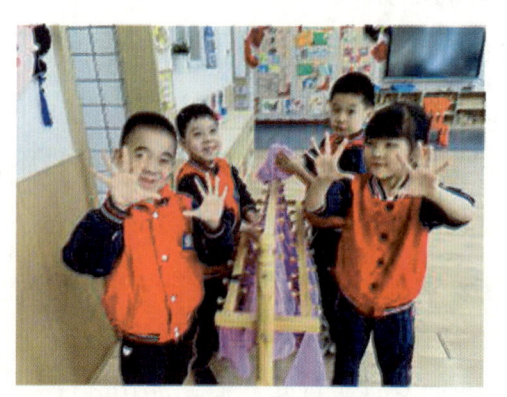

图3-3 幼儿展示洗净双手

盥洗环节是需要幼儿、教师和保育员共同合作完成的，幼儿盥洗照护的要求见表3-1。

表3-1 幼儿盥洗照护的要求

内容	照护要求
洗手	1. 提醒幼儿双手略向下倾斜，避免水顺着手臂倒流弄湿衣袖。 2. 秋冬季节洗手后应擦油，以防止手部干裂。 3. 培养幼儿勤洗手的习惯。做到饭前便后洗手、外出游戏归来洗手，养成手脏就洗的良好习惯，随时保持手的清洁。 4. 用语言及洗手步骤的图示引导幼儿学会正确洗手的动作与顺序。 5. 在洗手环节，教师应注意关注个别能力较弱的幼儿，逐步培养他们的自理能力。 6. 利用图示支持幼儿自觉洗手，逐步提高幼儿自我服务的能力与主动性。 7. 监督检查幼儿洗手方法是否正确，提倡"七步洗手法"。

续表

内容	照护要求
漱口	1. 教育幼儿懂得漱口能清洁口腔，保护牙齿，鼓励幼儿坚持饭后漱口。 2. 漱完口后，提示幼儿将水杯放回原处。 3. 教师可以运用有趣的儿歌以及直观形象的图片、动画等引导幼儿快乐主动地学习漱口的方法。 4. 教师关注幼儿此环节是否能够做到用含在嘴里的水认真清洗口腔。 5. 教师关注指导个别幼儿认真完成漱口环节。
刷牙	1. 可在日常生活或刷牙过程中，引导幼儿认识牙齿，知道牙齿各部位的名称。 2. 刷牙结束后，需提醒幼儿将牙刷冲洗干净，并将刷杯放回原处。 3. 可用讲故事、观察漱口水等方法让幼儿了解到认真刷牙的重要性，提高幼儿主动保护牙齿的意识。 4. 教师可以用边说儿歌边做示范的形式，用牙齿模型带领幼儿学习正确的刷牙方法。 5. 含氟牙膏对于防止幼儿龋齿有一定作用，教师需提醒幼儿刷牙时将牙膏沫吐干净，不要吞食，以防幼儿吞食含氟牙膏过多引起氟中毒。

知识拓展

为什么要漱口和刷牙？

刷牙和漱口是保持口腔卫生，维护牙齿和牙周组织健康，预防龋齿、牙龈炎和牙周病的有效方法。人们吃东西之后，总会有食物的残渣存留在牙缝里、后牙表面的窝沟内及牙龈边缘。这些食物残渣就与口腔内的细菌一起形成牙菌斑，黏附在牙齿表面或口腔其他软组织上。牙菌斑内的细菌不仅使食物中的糖分解发酵产酸，破坏牙齿硬组织，导致龋齿发生，而且产生的毒素还可破坏牙龈及牙周围组织，引起牙龈炎和牙周病。如果这些牙菌斑不及时清除，唾液中的无机盐会逐渐沉积在牙齿表面，钙化成坚硬的牙石。这些牙石可以进一步刺激牙龈发炎、牙龈组织损伤，甚至使牙龈萎缩、牙根暴露，使牙齿看上去很长。

因此，及时清除口腔内和牙齿上的食物残渣、控制牙菌斑的形成十分重要。一般的漱口可以除去食物碎屑，能暂时减少口腔中的细菌数量，但不能清除牙菌斑。而刷牙不但能清除食物碎屑，更能依靠刷毛的机械作用清除牙菌斑，同时还能对牙龈进行按摩，促进牙龈的血液循环，增进牙龈的健康。

一般来说，牙菌斑经过刷牙被清除数小时以后，又可以在清洁的牙面上重新附着，特别是夜间入睡后，唾液分泌减少，口腔自洁作用差，细菌更容易生长。因此，每天至少要早晚刷牙各一次，晚上睡前刷牙更重要。

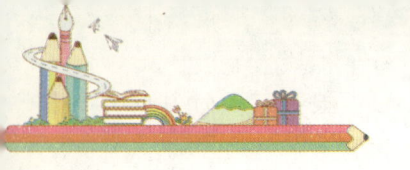

三、幼儿盥洗照护常见问题及其应对策略

幼儿盥洗中会出现一些问题，教师应提前预判，在教学和生活活动中采取相应策略，帮助幼儿掌握基本的盥洗方法，养成良好的盥洗习惯（见表3-2）。

表3-2　幼儿盥洗照护常见问题及其应对策略

常见问题	原因分析	应对策略
弄湿衣袖地面	一是幼儿没有挽袖子的习惯，洗手时不挽袖子；二是幼儿冲洗双手时指尖向上，水流顺着胳膊流淌，弄湿衣袖；三是尽管幼儿知道挽袖子，但袖子没有挽到胳膊肘以上或袖子挽得过松滑落下来，导致衣袖被溅湿；四是教师的帮助指导不够及时。	环境支持：教师在地面上找好适宜的位置，贴上幼儿喜欢的图案作为标记，引导幼儿站在标记上进行洗手；或者找一块塑料板（美工区的垫板或用塑封膜塑封一张A4纸的作品）横向贴在水池边，高度一定要高出池面5~10厘米，这样也可防止池面多余的水留下，既可以使幼儿轻松够到水龙头，又不会将肚皮沾到水池边上弄湿衣服。 儿歌提示：组织幼儿玩《小手爬爬》的游戏，教师边说儿歌，边用手捏住袖口往上挽，用自身行为提示幼儿如何挽袖子。 细致照顾：教师要对幼儿进行细心观察，帮助有困难幼儿完成挽袖子的动作。
浪费水	幼儿不能自如地控制水龙头开关，主要是受幼儿手部精细动作尚未充分发展的影响。再者，成人缺乏对幼儿开关水龙头的有效指导，幼儿不知道什么样的水流是最合适的，也没有随手关闭水龙头的好习惯。	教师可以利用班级中的生活标志创设盥洗室的环境，帮助幼儿尽快了解盥洗环节的基本规则。在盥洗室贴一些温馨小提示，在水龙头贴上节约用水标志等，教育幼儿洗手时节约用水。
在盥洗室推搡打闹	盥洗室幼儿人数太多，环境拥挤；幼儿情绪较为激动或有个别比较活跃的幼儿；没有教师在场；幼儿喜欢玩水。	提醒幼儿盥洗时间，不在盥洗室推搡打闹。教师全程在场照护幼儿盥洗，提醒不遵守秩序的幼儿。让比较活跃的幼儿最先去或者最后去。在教学和生活中向幼儿说明推搡打闹的后果。用儿歌或者游戏的方式让幼儿知道在盥洗室如何做才是正确的和有益的。
不会正确洗手	没有掌握正确的洗手流程和方法。托、小班幼儿手部小肌肉发展相对较迟缓，缺乏顺序性和细致性，不会有意识地识记事物。	在洗手活动中教师不应该一次对幼儿提出过多的要求。教师可以采用"各个击破"的方式，将完整的洗手环节分解成有趣的一系列程序性活动，如挽袖口、开关水龙头、打肥皂、冲泡泡等，并结合有趣的自编儿歌，通过说做一体的学习策略，让幼儿在轻松愉悦中学会"湿、搓、冲、捧、甩、擦"的正确洗手方法，养成良好的洗手习惯。

组织与实施

任务活动一　幼儿盥洗前的照护

一、盥洗前照护工作任务与内容

（一）幼儿盥洗前行为要求

幼儿盥洗前的准备是保证幼儿顺利盥洗的前提，教师可以利用班级中的生活标志，创设盥洗室的环境，帮助幼儿尽快了解盥洗环节的一些基本规则。可以把"七步洗手法"贴在盥洗室的墙上，教会幼儿正确的洗手方法；还可以在盥洗室贴一些温馨小提示，提醒幼儿便后及时洗手；在水龙头上贴上节约用水的标志，教育幼儿洗手时节约用水，不浪费（见图3-4和表3-3）。

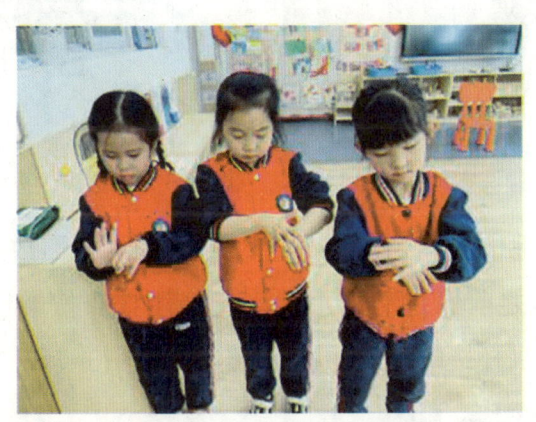

图3-4　"七步洗手法"展示

表3-3　幼儿盥洗前行为要求

行为类别	小班（3~4岁）	中班（4~5岁）	大班（5~6岁）
盥洗认知	知道盥洗是正常的行为，愿意在幼儿园盥洗，能逐渐适应幼儿园的盥洗设施。	知道盥洗是正常行为，愿意在幼儿园盥洗，能适应幼儿园的盥洗设施。	对盥洗涉及的卫生保健知识有更多了解，愿意在幼儿园盥洗，能适应幼儿园的盥洗设施。
盥洗需求	基本能根据需要自主盥洗，或在成人提醒下定时盥洗。	能根据需要自主盥洗并在成人陪同下前往。	能根据需要自主盥洗并自行前往。
盥洗秩序	在教师提醒下能排队盥洗，不推搡打闹。	在教师注视下能排队盥洗，不推搡打闹。	能自觉排队盥洗，不推搡打闹。

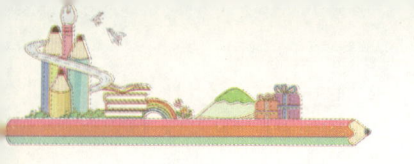

（二）盥洗前照护工作内容与要求

1. 为幼儿创设干净整齐的盥洗环境

盥洗室地面的清洁：教师每天2次（早晚各一次）对盥洗室地面进行整体清扫。清扫时用盥洗室专用工具，采用湿式清扫，先扫后拖（见图3-5）。在幼儿盥洗前，教师需保证盥洗室地面干燥，以防止幼儿在盥洗室内滑倒。如果地面有很多水，教师要用专用的拖把擦干。水龙头、洗手池是盥洗时经常接触的地方，教师每天都要进行清洁。在幼儿盥洗之前，需保证水龙头上无手印、污渍油渍，洗水池上无水垢、污垢。水龙头的清洁：在盥洗室专用抹布上涂抹洗洁精，按照一定的顺序擦拭水龙头表面，去除水印、污渍，然后用流动水冲洗水龙头表面，最后用清洁抹布擦干。洗手池的清洁：在水池刷上涂抹洗洁精，边刷边用流动水冲洗，然后用清洁抹布擦干，最后将漏水网中的杂质倒入垃圾桶里（见图3-6）。

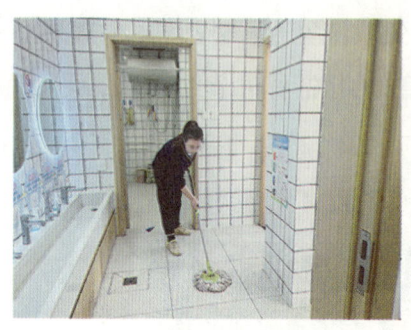

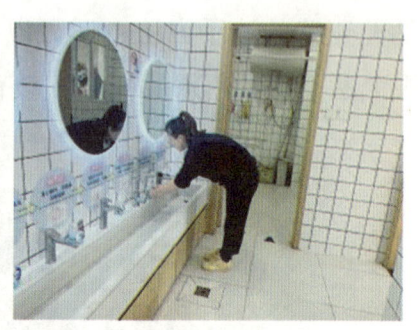

图 3-5　盥洗室地面的清洁　　　图 3-6　水龙头、洗手池的清洁

幼儿盥洗时用到的专用毛巾需挂到毛巾架上，专用的水杯需放到水杯架或水杯托盘上，这些物品表面都需在幼儿盥洗之前保持清洁卫生。用专用抹布按顺序清洁毛巾架、水杯格的表面，清洁后需确保毛巾架、水杯格的表面干净无灰尘（见图3-7和图3-8）。

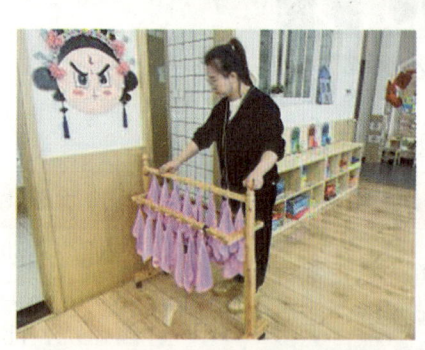

图 3-7　毛巾架、水杯格的清洁　　　图 3-8　帮幼儿整理毛巾架

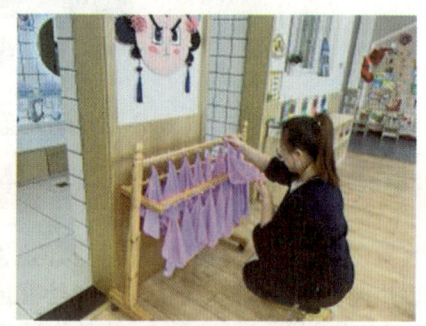

2. 营造轻松的盥洗氛围

教师在教学和日常生活中应引导幼儿认识到盥洗是提高人体免疫力的重要方法，知道饭前便后要洗手，当有盥洗意愿时能提前主动告知教师。在轻松愉悦的氛围中帮助幼儿建立合理生活常规，引导幼儿根据需要自主盥洗，帮助幼儿逐渐掌握自主盥洗的方法，养成良好的盥洗习惯和生活卫生习惯。

3. 合理组织盥洗活动

幼儿园盥洗活动的组织一般为集体盥洗，除了集体盥洗，较长的活动中教师也应该提醒有需要的幼儿自主盥洗（见图3-9），因此，一般集体盥洗时可以先让一部分幼儿先去，以减少盥洗室的拥挤。集体盥洗时一定要有教师在场维持秩序并为个别幼儿提供帮助。

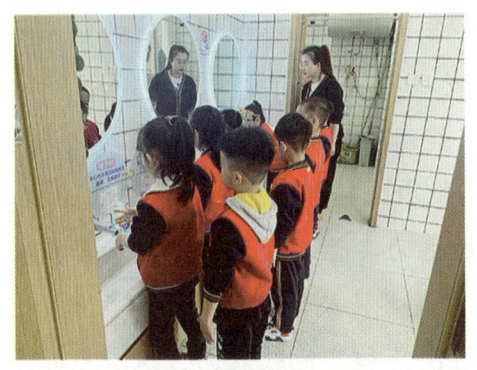

图 3-9　组织幼儿盥洗

二、盥洗前照护工作流程与规范要求

盥洗前的照护主要有环境准备和盥洗组织两个环节。环境准备能让幼儿对盥洗有积极的兴趣，可以利用卡通形象呈现班级生活标志，营造适宜于幼儿的环境；布置好水杯和毛巾架，方便每个幼儿使用自己的专属物品，避免混用，防止卫生问题；在盥洗室张贴七步洗手法，幼儿可以参考示意图正确洗手；还可以在盥洗室贴一些温馨小提示，提醒幼儿便后要洗手。盥洗组织环节，为避免幼儿的消极等待，一般会采用分组方式组织幼儿盥洗，即第一组幼儿完成洗手超过一半的人数时，请第二组幼儿再去洗手。具体见表3-4。

表 3-4　幼儿盥洗前照护工作流程与规范要求

流程	规范要求
环境准备	检查盥洗室地面是否干燥、洗手液等是否足够。
盥洗组织	幼儿进入盥洗室后，教师提醒幼儿盥洗排队、不推搡打闹等盥洗规则。

幼儿盥洗前的照护

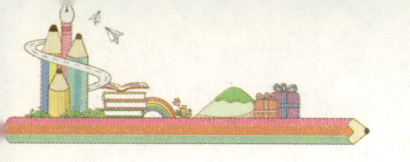

> **知识拓展**
>
> 勤洗手的重要性
>
> 世界卫生组织（WHO）推荐的新型冠状病毒防护指南第一条就是——勤洗手，那么，勤洗手到底有多重要呢？1982年美国明尼苏达大学的科学家研究了甲型和乙型流感病毒在不同的表面上的活性。他们发现病毒在光滑的不锈钢表面和塑料表面上可以活24～48小时，而在衣服纸张和纸巾上只能活不到8小时，在24小时之内可以从不锈钢表面大量转移到手上，只能在15分钟内大量从纸巾上转移到手上，在手上只能活5分钟。2016年美国CDC实验室的几位科学家做了更加严格的实验，发现情况更加严重。流感病毒被证明在不锈钢表面上最长可以存活大约7天依然具备传染能力。病毒喜欢硬的光滑的表面，如金属和塑料表面，不喜欢粗糙的表面，如纺织物和其他软表面，这有点儿出人意料。2009年澳大利亚的科学家们做的实验证明，如果不做手部卫生处理，一小时以后手上的甲型流感病毒依然大量存在。用肥皂水洗手或酒精洗手液可以基本去除手上的细菌，而且肥皂水洗手效果还强于酒精洗手液。2012年芬兰的一个研究显示，一次性酒精洗手液不能有效地去除病毒，而肥皂水洗手是非常好的方法。

任务活动二　幼儿盥洗中的照护

一、盥洗中照护工作任务与内容

（一）幼儿盥洗中行为要求

盥洗行为主要由幼儿自主完成，因此幼儿应掌握相应的盥洗中的行为规范和盥洗技能，才能保证盥洗较为顺利地完成，具体行为要求见表3-5。

表3-5　幼儿盥洗中行为要求

行为类别	小班（3～4岁）	中班（4～5岁）	大班（5～6岁）
盥洗方法	在教师引导下能较为准确地使用七步洗手法。	基本能使用七步洗手法。	能使用七步洗手法。
关注异常	不太知道报告异常，有不舒服时会哭闹或表现出难受。	能跟教师报告盥洗不舒服，但说不清楚原因。	能主动跟教师报告盥洗不舒服的情况，会推测原因和表述症状。

单元三　幼儿盥洗照护

（二）盥洗中照护工作内容与要求

1. 维护盥洗秩序，提醒幼儿盥洗方法要点

根据盥洗室的空间大小，幼儿依次进入盥洗室，人数过多时知道适当等待，保持盥洗室安静有序。引导并提醒幼儿用七步洗手法正确洗手，在教的过程中要求教师的语言简洁明了，示范动作要慢、要到位。教幼儿洗手要按正确的方法进行，必须掌握好洗手的步骤：卷袖子→拧开水龙头，将手打湿→关水龙头，搓肥皂→七步洗手法→打开水龙头从手腕往手指尖处冲洗干净→关水龙头，小手在水池内轻轻甩三下→找好自己的毛巾，取下来，把手擦干净。针对幼儿洗手过程中普遍存在的问题，如挽袖子不到位、搓洗不仔细、不使用肥皂、肥皂泡冲洗不彻底等，及时给予指导，还可通过游戏的方式帮助幼儿解决盥洗中的问题。如在活动中专门为幼儿创设了玩水区域，然后在区域旁摆设不同颜色和香味儿的肥皂，在幼儿进行抹泡泡、搓泡泡的玩耍过程中，引导幼儿对这些泡泡进行观察和思考，"这些泡泡的作用是什么？""如何才算把泡泡清洗干净？""泡泡吃进肚子会怎么样？"让幼儿在玩耍过程中进行思考，对肥皂泡泡形成一定的认知，喜欢用肥皂并正确掌握使用方法。

教育幼儿节约用水，能控制水流大小，洗完手后要在水池内轻轻甩三下，摘下毛巾擦干手上的水迹，挂回原处，防止溅湿地板而导致滑倒摔伤（见图3-10）。

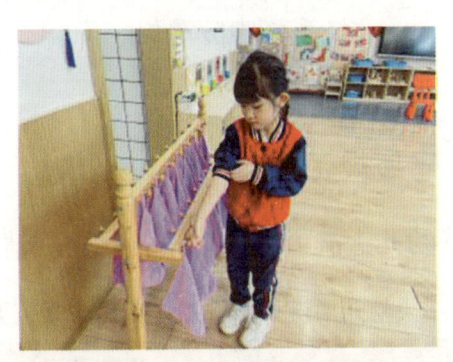

图3-10　毛巾用后挂回原处

> **知识拓展**
>
> ### 洗手歌
>
> 小朋友，来洗手，卷起袖，淋湿手，抹上肥皂搓呀搓。
>
> 洗手掌来洗手背，洗好手背洗指缝，洗拇指，洗指背，洗好指背，洗指尖，洗指尖，洗手腕。
>
> 清清水里冲一冲，再用毛巾擦一擦，我的小手真干净。

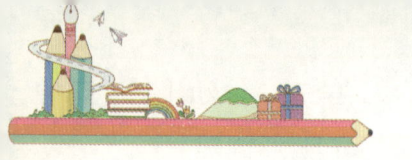

2.意外情况的关注和处理

幼儿盥洗时教师应全程关注，提醒不遵守秩序的幼儿遵守盥洗规则，制止幼儿可能出现危险的行为（见图3-11）。同时观察记下幼儿在盥洗会出现的问题，如推搡打闹等。教师除直接帮助外，更应在教学活动中教会幼儿掌握相应的技能技巧，需要家庭配合的也应及时和家长沟通，如经常与家长沟通。了解幼儿在家中的盥洗情况，引进家庭教育中的经验，使幼儿园的教育更具针对性，同时让家长了解幼儿园盥洗习惯培养的要求及方法，使家园教育保持同步，形成合力。

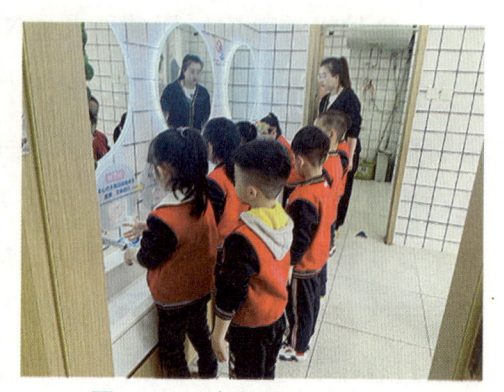

图3-11 全程关注幼儿盥洗

知识拓展

盥洗安全歌

盥洗安全很重要，
依次排队不嬉闹，
轻手轻脚防滑倒。

二、盥洗中照护工作流程与规范要求

盥洗中的照护主要包括提醒幼儿盥洗方法和观察幼儿盥洗情况两个环节，具体见表3-5。

表3-5 幼儿盥洗中照护工作流程与规范要求

流程	规范要求
提醒幼儿盥洗方法	1.根据盥洗室的空间大小，幼儿依次进入盥洗室，人数过多时知道适当等待，保持盥洗室安静有序。 2.引导并提醒幼儿用七步洗手法正确洗手，用鼓漱方法漱口。 3.洗完手后用正确的方法擦干双手，将衣袖放下，整理平整。
观察幼儿盥洗情况	1.观察记录幼儿的盥洗时间、表情、动作等。 2.对幼儿主动报告或教师发现的幼儿异常情况进行及时指导。

幼儿盥洗中的照护

单元三 幼儿盥洗照护

> **知识拓展**
>
> **不同年龄幼儿盥洗练习**
>
> 小年龄段的幼儿动手能力还不够完善,教师在教的过程中更要仔细、耐心,先采取一对一、手把手地教,两三周后以小组形式进行练习。幼儿每次洗完手后,教师应该及时给予幼儿表扬和鼓励。教师还可以和幼儿一起抹肥皂、搓泡泡玩,让幼儿在这一过程中体验洗手的快乐。还可以在洗手池附近的地面上贴个小标志,如小箭头、花儿、泡泡、石头等,引导幼儿站在标志上排队洗手。结合小班幼儿好模仿的特点,创编朗朗上口的儿歌,边洗手边唱歌谣,引导幼儿把手洗干净。
>
> 中班大多数幼儿已掌握了洗手的方法,但是他们的兴趣早就被洗手之外的活动所取代,洗手对他们而言乏味重复,又缺乏挑战性,教师在复习洗手的过程中,可以换成律动或游戏的形式来进行,幼儿会更感兴趣。
>
> 大班的幼儿荣誉感已逐步形成,还可以采取评比的方法来进行。每次洗手的时候,教师可以提醒幼儿要按正确的方法洗手,看谁洗手的方法最正确、看谁的小手最干净,培养幼儿讲卫生、爱洗手、能正确洗手的好习惯(见图3-12)。
>
> 图3-12 认真洗手

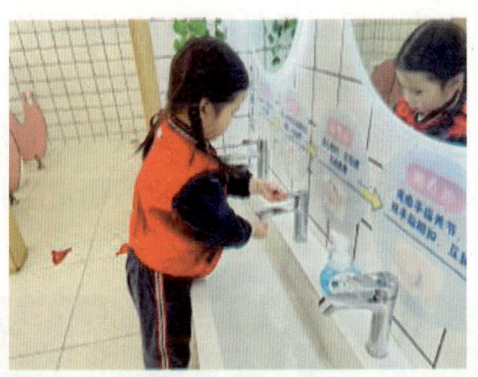

任务活动三　幼儿盥洗后的照护

一、盥洗后照护工作任务与内容

(一)幼儿盥洗后行为要求

幼儿盥洗后需要将盥洗物品放回原位和整理衣物,这也是培养幼儿良好盥洗习惯必不可少

— 37 —

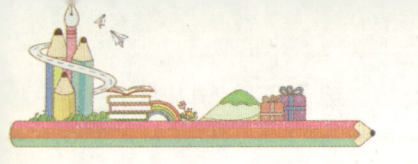

的环节。幼儿盥洗后行为要求详见表3-6。

表3-6 幼儿盥洗后行为要求

行为类别	小班（3~4岁）	中班（4~5岁）	大班（5~6岁）
物品归位	盥洗结束后能主动或在教师提醒下将毛巾、口杯等放回原位。	盥洗结束后基本能主动将毛巾、口杯等放回原位。	盥洗结束后能主动将毛巾、口杯等放回原位。
衣物整理	在教师提醒下洗完手后用正确的方法擦干双手，将衣袖放下，整理平整。	洗完手后基本能用正确的方法擦干双手，将衣袖放下，整理平整。	洗完手后能用正确的方法擦干双手，将衣袖放下，整理平整。

（二）盥洗后照护工作内容与要求

1. 引导幼儿形成良好的盥洗习惯

引导幼儿洗完手后要在水池内轻轻甩三下，摘下毛巾用正确的方法擦干双手，再将毛巾挂回原处，防止溅湿地板而滑倒摔伤。引导幼儿洗完手后将衣袖放下，整理平整。秋冬季节引导幼儿涂抹护手霜。及时用干拖把擦干地面上的水，等最后一个幼儿洗完手后再离开盥洗室。

2. 保持盥洗环境干净整齐

盥洗后的清洁是幼儿保持卫生的重要环节，可以减少很多细菌的摄入。幼儿盥洗后教师要及时对便具进行清洁消毒，将地面残留的尿液和水渍拖洗干净，保持地面及台面干燥（见图3-13）。清洁工作应等所有幼儿离开后再进行，避免打扰到幼儿正常盥洗。消毒可用按比例配制的84消毒液擦拭消毒或浸泡消毒30分钟，消毒后用清水将残留消毒液彻底去除；一日一消毒。

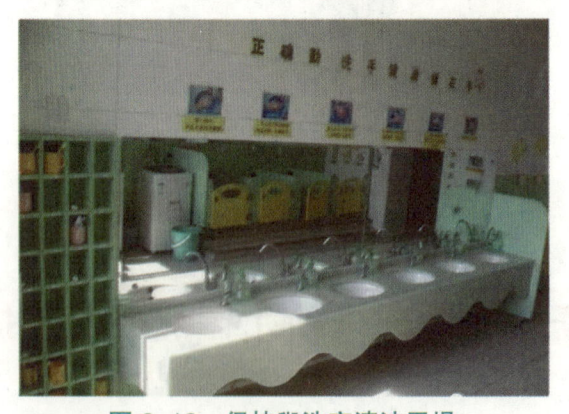

图3-13 保持盥洗室清洁干燥

二、盥洗后照护工作流程与规范要求

盥洗后的照护主要包括帮助幼儿整理物品和盥洗室清洁整理两个环节，具体见表3-7。

表 3-7　幼儿盥洗中照护工作流程与规范要求

流程	规范要求
帮助幼儿整理衣物	1. 检查幼儿衣袖是否放下。 2. 提醒幼儿将毛巾和口杯放回原位。 3. 秋冬季节洗脸或者洗手后，帮助幼儿涂抹护肤品。 4. 梳头结束后及时将散落在肩头、地上的头发收进垃圾桶，及时将梳子放回原位。
对盥洗室进行清洁整理	1. 待所有幼儿离开后擦干净台面上的水渍。 2. 用干净的拖把先拖地面，再拖水池周围。 3. 检查洗手液等清洁用品是否归位。 4. 打开窗户通风。 5. 一日结束后用按比例配制的 84 消毒液擦拭消毒或浸泡消毒 30 分钟，消毒后用清水将残留消毒液彻底去除；一日一消毒。

幼儿盥洗后的照护

> **知识拓展**
>
> ### 榜样的力量培养幼儿良好盥洗习惯
>
> 　　教师是幼儿模仿的重要对象，教师的日常行为随时都对幼儿发展产生潜移默化的影响。因此，教师要做有心人，平时要善于抓住一切有利机会为幼儿做好行为示范，用自己良好的盥洗习惯去影响他们。同伴是幼儿观摩学习的榜样，在幼儿中树立良好的典型让其他幼儿学习，采用结对子、一帮一的形式，相互交流观摩，取长补短，以此激发幼儿去模仿和学习。在幼儿盥洗时，用摄像机录下幼儿不同的行为表现，通过录像回放观摩，让幼儿找一找哪些是对的、哪些是错的，共同探讨，参与解决在盥洗中存在的问题，增强幼儿养成良好的盥洗习惯的意识。当幼儿在盥洗中缺乏控制能力时，教师要有意识地利用语言、表情、动作等给予暗示，及时提醒。通过大带小教洗手的活动，让中、大班幼儿为小班幼儿起示范作用，还能在规则意识、谦让精神等方面起到榜样作用，而个别散漫、任性的幼儿在小班弟弟妹妹面前则增强了约束自我规范行为的意识。

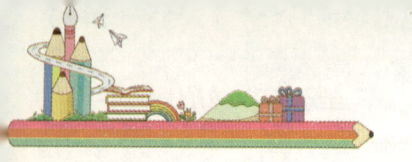

思考与练习

1. 幼儿盥洗照护对幼儿发展的价值是什么?好的盥洗活动的组织需要教师具备哪些素养?
2. 教学活动和生活活动怎样配合才能更好地提升幼儿自主盥洗的能力?
3. 幼儿盥洗照护的要点是什么?请书写一份幼儿盥洗活动照护计划。

单元四　幼儿如厕照护

情境导入

午睡起床，班级里最小的妹妹对我说："老师，我不想吃点心。"于是我追问妹妹："今天有你最喜欢吃的点心，为什么不想吃呢？有什么地方不舒服吗？"妹妹摇摇头，但小手却放在自己的小肚子上。"妹妹，是不是肚子不舒服呀？"我继续问道。"有点儿痛。""那我们到保健室去让保健老师看一下好吗？"妹妹点点头。我带着妹妹来到保健室。保健老师观察后询问道："妹妹，是不是要嗯嗯呢？"妹妹低着头不说话。我说："妹妹，我们就在保健室的盥洗室嗯嗯，老师陪着你。"妹妹摇摇头，可没多久，妹妹的肚子又开始痛起来，在保健老师和我的鼓励下，妹妹坐到保健观察室的小马桶上哗啦一下，嗯出来了。

讨论：

1. 面对幼儿不愿在幼儿园如厕、憋尿憋便的情况，教师应该如何处理？

2. 你觉得幼儿可能出现的如厕问题有哪些？我们应该如何跟家长沟通，有效开展家园配合，培养幼儿良好的如厕习惯？

知识导图

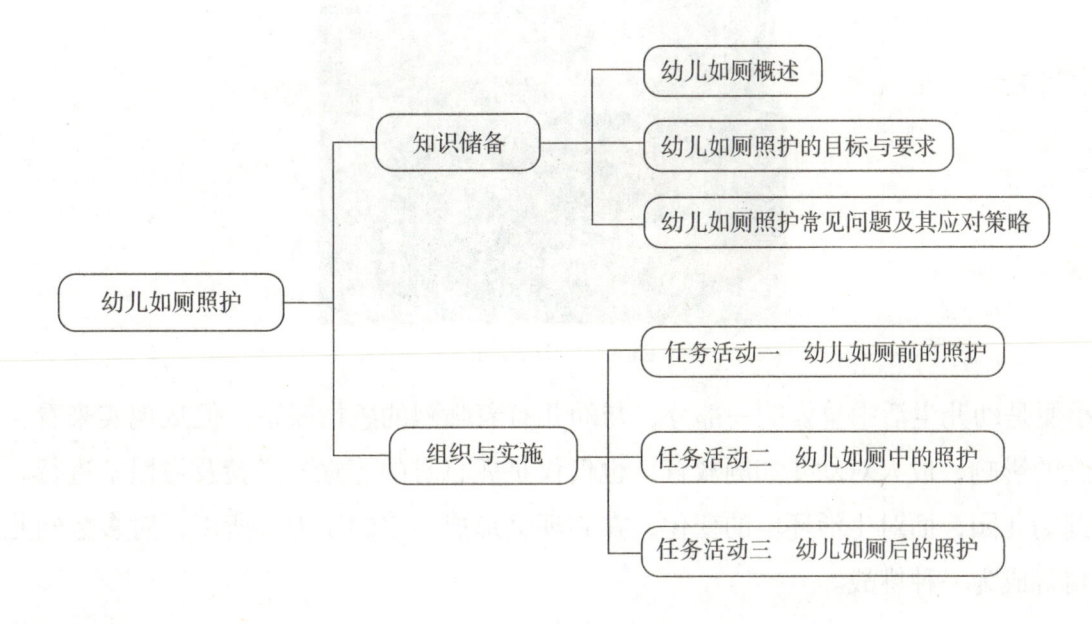

```
                            ┌─ 幼儿如厕概述
                            │
              ┌─ 知识储备 ──┼─ 幼儿如厕照护的目标与要求
              │             │
              │             └─ 幼儿如厕照护常见问题及其应对策略
幼儿如厕照护 ─┤
              │             ┌─ 任务活动一　幼儿如厕前的照护
              │             │
              └─ 组织与实施─┼─ 任务活动二　幼儿如厕中的照护
                            │
                            └─ 任务活动三　幼儿如厕后的照护
```

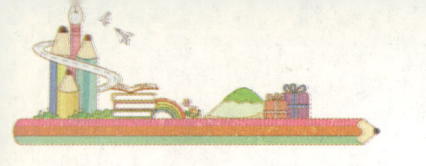

学习目标

1. 了解幼儿如厕的概念,知道如何根据幼儿年龄的特点进行如厕照护。
2. 认识到养成良好的如厕习惯对幼儿发展的重要性,在教学活动中能注重培养幼儿文明如厕、讲卫生等良好习惯。
3. 熟练掌握幼儿如厕的照护流程,能按工作要求组织好幼儿如厕,能够灵活处理幼儿如厕过程中出现的问题,培养幼儿良好的如厕习惯和自主如厕的能力。
4. 通过对如厕保育环节的学习和实践,树立尊重幼儿、理解幼儿和关爱幼儿的职业意识。

知识储备

一、幼儿如厕概述

(一)幼儿如厕的概念

幼儿如厕是指幼儿在园解决大小便的过程,幼儿如厕能力的培养是生活教育的一项重要内容,早期对幼儿进行如厕能力的培养,有益于提高幼儿的生活自理能力,对幼儿的智力、情感、独立性的培养都起着重要作用(见图4-1)。

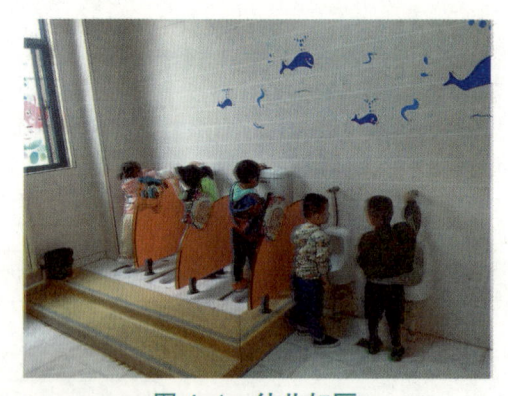

图 4-1 幼儿如厕

大小便是幼儿生活中重要的一部分,与幼儿有着强烈的感情联系。但从现实来看,受传统文化观念的影响,成人对幼儿如厕教育,也仅仅是凭自身的感觉、经验及习惯来进行。幼儿从家庭来到幼儿园,面对生活环境的变化,在心理会形成一定的压力,所以,对多数幼儿来说,在园如厕就成为一种挑战。

（二）不同年龄幼儿的如厕照护

在小班时，教师可以先培养幼儿自主如厕的意识，初步区分性别，逐步掌握如厕的常识，养成便后洗手的习惯。中班时，教师就可以尝试培养幼儿自主使用厕纸练习擦屁股，养成便后冲水的习惯，以及逐步培养幼儿的性别意识和保护自己私处的意识。到了大班，则应让幼儿基本养成卫生、有序如厕的习惯，并能学会自己穿好衣裤。在幼儿未养成习惯前，教师要勤督促、多检查。不同年龄幼儿如厕技能的培养方法各有侧重，托班、小班可以采用游戏法、儿歌故事法、表扬鼓励法；中班可以采用参观法、比赛法；大班可以采取讨论法、发现法、评议法及互相督促检查的方法。

（三）幼儿如厕照护的价值

1. 有助于幼儿生活自理能力的培养

如厕是人正常的生理需求，教师在进行如厕照护的过程中可以帮助幼儿了解泌尿系统、生殖器官等方面的简单知识，丰富幼儿关于自身身体的认知。教师在如厕照护中引导幼儿及时表达自己的如厕需求，学习自主如厕的方法，养成良好的如厕习惯，这也是培养幼儿自理能力的重要环节。

2. 遵守如厕相关的社会规则

如厕虽然是一种生理需求，但人却是社会人，因此如厕也需要遵守相应的社会规则。教师在如厕照护的过程中还要帮助幼儿了解相应的规则规范，如不能随地大小便、如厕要在厕所、厕所人多时要排队、男女分厕、不要弄在便池外、便后要冲厕和洗手等，这些规则也是幼儿成长过程中应当首先学习和掌握的。

3. 如厕是幼儿形成性别教育的重要契机

幼儿两岁左右开始对自己的生殖器官产生兴趣，男孩会疑惑女孩为什么要坐着小便，自己要站着小便，而女孩也会有相应的疑惑；此外，部分幼儿由于对异性如厕的好奇，还可能会窥视异性如厕。遇到这种情况，成人不能简单地告诉幼儿"你就是这样"或制止，应在合适的机会用合适的方式帮助幼儿理解男孩和女孩的生理知识和性别知识，让幼儿从小学会保护自己，建立正确的生理观和性别观（见图4-2）。

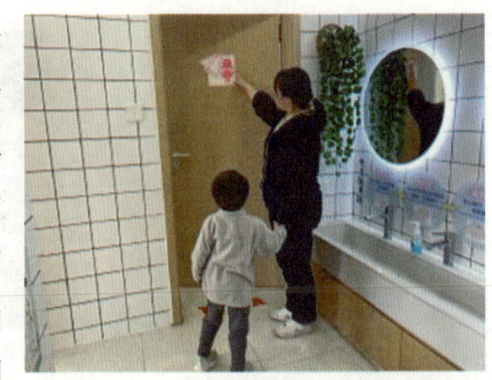

图4-2 幼儿如厕后的性别教育

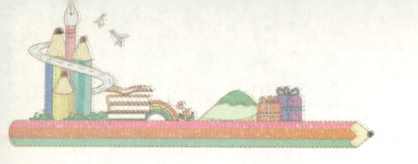

二、幼儿如厕照护的目标与要求

（一）幼儿如厕照护的目标

（1）创设干净整洁的如厕环境，提供充足的卫生洁具供幼儿如厕（见图4-3）。

（2）帮助幼儿了解如厕是正常的生理需求，逐渐形成自主如厕的意识，掌握自主如厕的方法，养成良好的如厕习惯，提高生活自理能力。

（3）引导幼儿在如厕时能遵守男女分厕、排队如厕、如厕后冲洗等规则，习得讲卫生、文明如厕等礼仪。

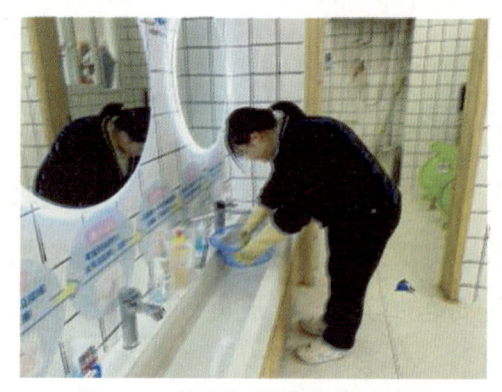

图4-3　幼儿如厕后盆具的清洁

（二）幼儿如厕照护的要求

幼儿如厕是一日生活中非常重要且必不可少的环节，教师应通过合理的照护帮助幼儿养成良好的如厕习惯。教师的如厕照护工作主要包括四个方面：第一，提供干净整齐、设备齐全的如厕环境；第二，按时组织幼儿如厕，照护好如厕过程（见图4-4）；第三，关注个体差异和及时发现幼儿的问题，开展适宜的照护；第四，对便池进行清洁消毒，保持卫生洁净。

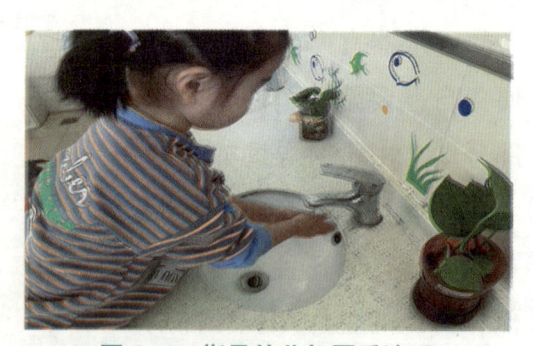

图4-4　指导幼儿如厕后洗手

如厕环节是需要幼儿、教师和保育员共同合作完成的，幼儿如厕的常规要求和幼儿如厕照护要求见表4-1和表4-2。

表 4-1 幼儿如厕的常规要求

小班（3~4岁）	中班（4~5岁）	大班（5~6岁）
1. 有如厕意愿能主动提前告知教师。 2. 知道自己该上男厕还是女厕。 3. 在教师提醒下能排队如厕。 4. 穿衣较少时能自己穿脱裤裙，穿衣较多能自己或在教师帮助下穿脱裤裙。 5. 如厕后能自己或在教师提醒下冲洗便池。 6. 大便后在教师帮助下清洁干净。	1. 有如厕意愿能主动提前告知教师。 2. 知道自己该上男厕还是女厕。 3. 基本能自觉排队如厕，如厕时不推搡打闹。 4. 基本能自己在如厕前后穿脱裤裙。 5. 如厕后能主动冲洗便池。 6. 大便后在教师帮助下清洁干净。	1. 有如厕意愿能主动提前告知教师。 2. 知道自己该上男厕还是女厕。 3. 能自觉排队如厕，如厕时不推搡打闹。 4. 能自己在如厕前后穿脱裤裙。 5. 如厕后能主动冲洗便池。 6. 大便后基本能自行清洁干净。

表 4-2 幼儿如厕照护要求

主体	照护要求
教师	1. 指导幼儿正确使用便纸，提醒或帮助幼儿整理好衣裤，便后洗手。 2. 观察幼儿大便情况，发现异常，及时与家长联系并做好记录。 3. 提醒容易遗尿的幼儿解便。 4. 掌握幼儿大小便习惯，及时提醒幼儿如厕。帮助托、小班幼儿脱、提裤子，掌握正确如厕姿势，大小便入池，正确使用手纸；教育幼儿有便意时大胆告诉教师，不尿裤子。指导中、大班幼儿独立如厕，便后冲刷厕所。
保育员	1. 提前准备好肥皂（洗手液），督促幼儿便后流水洗手。 2. 提前准备好卫生纸，方便幼儿随时取用。 3. 帮助有困难的幼儿擦屁股，整理服装。 4. 及时为遗尿的幼儿更换和清洗衣裤。 5. 保持厕所清洁通风，随时清洗、消毒，做到清洁、无异味；提倡幼儿使用蹲式厕所；使用便盆后，立即清洗和用消毒液浸泡消毒。

三、幼儿如厕照护常见问题及其应对策略

幼儿如厕中会出现较多的问题，教师应提前预判，在教学和生活活动中采取相应策略，帮助幼儿掌握基本的如厕方法，养成良好的如厕习惯（见表4-3）。

表 4-3 幼儿如厕照护常见问题及其应对策略

常见问题	原因分析	应对策略
憋尿憋便	1. 缺乏安全感。	1. 保证厕所干净整齐、空气清新、无异味，保证厕所内空气流通；对厕所可以进行适当的装饰，放些绿植或贴一些小动物贴纸，面对干净温馨的环境幼儿能更有安全感、愿意如厕。

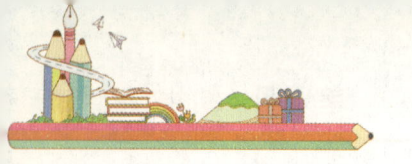

续表

常见问题	原因分析	应对策略
憋尿憋便	2. 如厕环境的改变。 3. 自我服务能力较差，无法自己如厕。	2. 幼儿在进入幼儿园的前几周内经常会发生大小便失控或憋尿憋便的情况，对于大小便失控幼儿，教师不能谴责或表现出不耐烦、埋怨等消极情绪，应及时帮助幼儿处理解出的大小便，安抚幼儿。通过观察掌握全班幼儿大小便规律，对容易大小便失控的幼儿随时提醒、关注。 3. 对于暂时不具备自主如厕能力的幼儿，教师要给予帮助并尽快培养幼儿自主如厕的能力。 4. 教师可以适当表扬幼儿的如厕行为，但不可过分夸奖。任何情况下，都不应当让幼儿因为不能保持身上干净而感到难为情。
不会穿脱整理衣裤，不会擦屁股，小便会尿湿裤裙或鞋袜	1. 衣裤穿得太厚或衣裤构造较为复杂，不容易提起。 2. 小班幼儿手部力量不足。 3. 幼儿身体的自我控制和协调能力较弱。 4. 家长包办代替较多，未掌握相应的如厕方法。	1. 教师跟家长沟通为幼儿购置较为宽松简单的衣裤，方便幼儿整理和穿得舒适。 2. 教师可采用教学活动和抓住一日生活中的关键时机，提醒幼儿如厕的过程，帮助指导幼儿脱裤子、提裤子、便后擦屁股的正确方法，学会使用坐式和蹲式的便池。如：可以进行集体的谈话活动"我长大了""我学会了尿尿""老师，我想……"；开展故事教学活动"我要拉粑粑""小猪臭臭"等，帮助幼儿按流程如厕，有便意就要及时如厕；还可以利用幼儿最感兴趣的角色游戏帮助幼儿意识到自己有能力独立如厕。 我会提裤子 小裤腰，两手抓， 请用力，向上拉， 裤缝对准小肚脐， 裤子整齐真舒服。 3. 通过游戏活动或生活活动锻炼幼儿的手部力量，帮助幼儿提高身体的自控能力和协调能力。 4. 跟家长沟通在家里也应让幼儿自主如厕，教给幼儿自主如厕的方法，养成好的如厕习惯。
在厕所推搡打闹	1. 厕所人数太多，环境拥挤。 2. 幼儿情绪较为激动或有个别比较活跃的幼儿。 3. 没有教师在场。	1. 让幼儿分批有序上厕所，提醒幼儿如厕时间，不在厕所逗留打闹。 2. 教师全程在场照护幼儿如厕，提醒不遵守秩序的幼儿，帮助行动较慢的幼儿。 3. 让个别活跃的幼儿最先或最后去，在教学和生活中也应向幼儿指出这些不当行为，督促幼儿改进。 4. 用儿歌、游戏等形式在潜移默化中让幼儿知道怎样做才是正确的和有益的。

续表

常见问题	原因分析	应对策略
在厕所推搡打闹	1. 厕所人数太多，环境拥挤。 2. 幼儿情绪较为激动或有个别比较活跃的幼儿。 3. 没有教师在场。	**如厕安全歌** 如厕安全很重要， 及时如厕不憋尿， 依次排队不嬉闹， 轻手轻脚防滑倒。 **文明如厕歌** 上厕所，有秩序， 大小便，不拖拉。 上完厕所冲一冲， 理好衣服真整齐。 便前便后要洗手， 最后还要拖拖地。
经常尿在身上	1. 喝水太多。 2. 贪玩忘记了。 3. 尿路感染等疾病原因。	1. 对于喝水太多的幼儿，教师应提醒幼儿如厕。 2. 教师观察掌握幼儿排尿排便的习惯，对于总因贪玩忘记如厕的幼儿要及早提醒。 3. 如果出现疾病应去医院检查治疗。

知识拓展

教幼儿擦屁股的建议

第一步：学习叠卫生纸。擦屁股之前先让幼儿练习如何折叠好卫生纸，告诉孩子必须让纸巾足够厚，要保证手指干净。可以让孩子先练习擦桌子、碗、盘子，擦手、脸、鼻子等，学习擦的动作，建立擦的能力。

第二步：可以用玩具先进行模拟训练。把大米粥涂在玩具娃娃的屁股上，让孩子先折叠好卫生纸，然后试着去擦，遵循"从前到后，不要太用力"的原则，擦一次小心地折叠一次卫生纸，折叠2~3次后还擦不干净的话再换一张卫生纸继续擦，直到卫生纸上没有痕迹为止。

第三步：实战训练。指导孩子先叠卫生纸，擦一下，叠一下，再重复，换纸，直到干净。由于这个"技术活"需要很长的一段时间才能熟练，在确保他能自己完全做好之前，可以和孩子约定，每次他擦完之后，允许家人来检查一下。这时候可以趁机帮他擦干净。不管他擦得如何，都要由衷赞扬，保护孩子的自尊心。

第四步，如厕后冲水。千万不要忘记这个步骤，因为有始有终才能让孩子完整的养成整个如厕的步骤，才能使孩子在这个方面真正地实现自理和独立。不管是冲水马桶还是蹲厕，都要让孩子独立完成，这能让他的自理能力和责任心都得到加强。

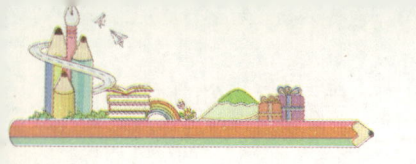

二、幼儿大小便异常的表现与应对方法

幼儿身体的许多异常情况都会通过大小便反映,因此幼儿便后,保教人员和家长都需要细心观察幼儿大小便。

异常小便举例:尿频,尿痛,尿急(尿路感染),红茶色小便(甲肝),尿色变红或者血尿(肾炎),小便浑浊(尿路感染)。

异样大便举例:大便呈糊状(消化不良),柱状(便秘),一天三次以上稀水状(急性胃肠炎)、黏冻状的脓血便(菌痢),呈黑亮色(胃出血),呈果酱色(肠套叠)。

一般从幼儿大便的量、形状、颜色、气味等方面观察其是否异常,小便一般从量、次数、颜色、透明度和气味等方面观察其是否异常。如发现幼儿大小便异常,应留样送检,并请保健教师来处理,便器随即按规定消毒。

☑ 组织与实施

任务活动一　　幼儿如厕前的照护

一、如厕前照护工作任务与内容

(一)幼儿如厕前行为要求

幼儿如厕前的准备是保证幼儿顺利如厕的前提,幼儿如厕前行为要求见表4-4。

表4-4　幼儿如厕前行为要求

行为类别	小班(3~4岁)	中班(4~5岁)	大班(5~6岁)
如厕认知	知道如厕是正常的行为,愿意在幼儿园如厕,能逐渐适应幼儿园的便池。	知道如厕是人体新陈代谢必需的,愿意在幼儿园如厕,能适应幼儿园的便池。	对如厕涉及的生理知识有更多了解,愿意在幼儿园如厕,能适应幼儿园的便池。
如厕需求	基本能主动表达自己的如厕需求,或在成人提醒下定时如厕。	能提前主动表达自己的如厕需求并在成人陪同下前往。	能提前主动表达自己的如厕需求并自行前往。
如厕选择	基本知道或在成人提醒下能根据自己的性别和大小便情况选择便池。	能根据自己的性别和大小便情况选择便池。	能根据自己的性别和大小便情况选择便池。
如厕秩序	在教师提醒下能排队如厕,不推搡打闹。	在教师注视下能排队如厕,不推搡打闹。	能自觉排队如厕,不推搡打闹。

（二）如厕前照护工作内容与要求

1. 为幼儿创设干净整齐、方便舒适的如厕环境（见图4-5）

幼儿园的厕所设计应充分考虑幼儿的生理特点，蹲式便池旁可设置扶手柄，方便幼儿蹲起；便池间应有隔离栏，既能保护隐私也能避免幼儿挤在一起。有条件的幼儿园可配备1～2个坐便器，以满足低龄幼儿使用，同时方便幼儿从家里的坐便器过渡到幼儿园的蹲便器。厕所应明亮有窗，满足空气流通的需求；可以在较高处放置一些绿植；门要容易打开，不能把幼儿锁在里面；厕所地面要干净干燥，防止幼儿滑倒摔伤。厕纸放置的位置要适合幼儿的身高，方便幼儿拿取。

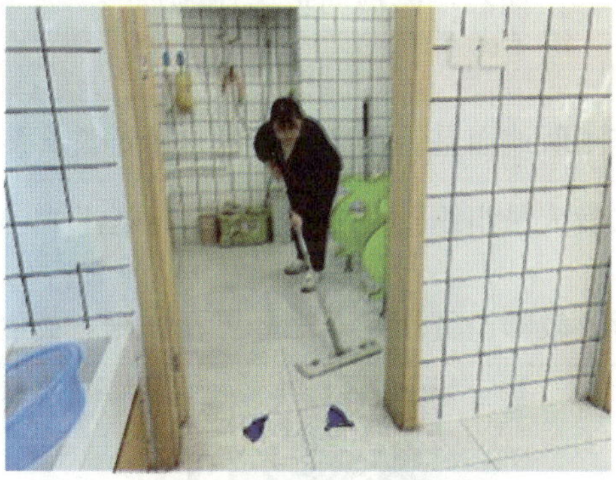

图4-5 干净整齐的如厕环境

2. 培养幼儿正确的如厕观，营造轻松的如厕氛围

教师在教学和日常生活中应引导幼儿认识到如厕是人体新陈代谢的正常需求，当想要如厕时能提前主动告知教师；幼儿想要如厕或尿裤子的时候不要批评幼儿或有不耐烦等情绪，应安慰幼儿并及时提供帮助，营造轻松的如厕氛围。还要帮助幼儿逐渐掌握自主如厕的方法，养成良好的如厕习惯。同时渗透相应的性别教育，引导幼儿明白因为男孩女孩的不同所以要上不同的厕所，不要窥视别人的隐私，也要保护好自己的隐私（见图4-6）。

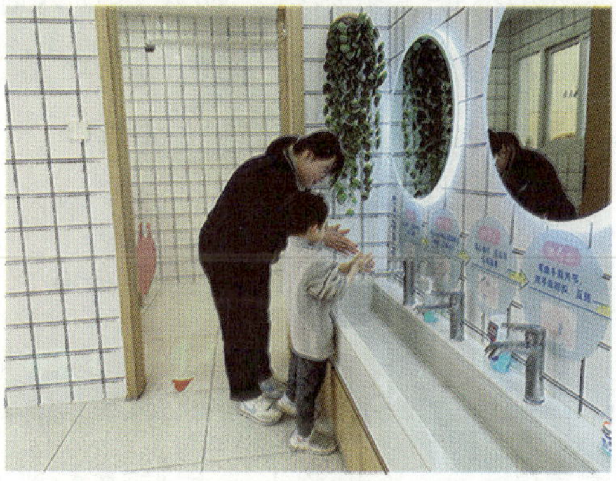

图4-6 培养幼儿自主如厕的能力

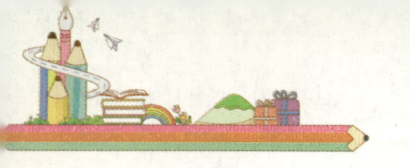

3. 合理组织如厕活动

幼儿的膀胱相对较小,对尿液的储存能力较低,因此在活动与活动转换之间教师要组织幼儿集体如厕;除集体如厕外,在较长的活动中教师也应提醒有需要的幼儿自主如厕。教师尽量选择分组如厕,避免人员过多造成拥挤和打闹现象,也方便教师进行如厕指导。教师应考虑动作慢的幼儿和容易尿裤子的幼儿优先排便,保证这些幼儿及时排便,不憋大小便。

二、如厕前照护工作流程与规范

如厕前的照护主要有环境准备、如厕组织两个环节,具体见表4-5。

表4-5 幼儿如厕前照护工作流程与规范要求

流程	规范要求
环境准备	打开厕所门,检查厕所地面是否干净,马桶是否冲洗,厕纸、洗手液等是否充足。
如厕组织	1. 活动结束时,保教人员组织幼儿分组如厕,一位教师在厕所照护,另一位教师照看剩下的幼儿。 2. 幼儿进入厕所后,教师提醒幼儿遵守分男女如厕、如厕排队、不推搡打闹等规则。

幼儿如厕前的照护

> **知识拓展**
>
> ### 幼儿大小便控制系统发展的四个阶段
>
> 第一阶段是幼儿刚刚出生的时候,大小便的神经系统还没有建构起来,所以幼儿的排便是一种自然的行为,父母为幼儿准备了纸尿裤,幼儿想什么时候拉就什么时候拉。
>
> 随着长大,幼儿开始建构起神经反射。当膀胱装满了之后,膀胱会把小便充盈的紧张感传递到大脑,大脑会发出信号,让幼儿感受到膀胱装满了,应该去小便了。同时这个时期幼儿的语言发展和身体的感觉也开始进行配对,所以这个时候,幼儿会告诉成人:"妈妈我要尿尿,我要大便。"这个时候幼儿的年龄在1岁半左右,进入了大小便控制系统发展的第二个阶段。
>
> 接下来幼儿会进入第三阶段,就是憋尿憋尿的阶段。为什么幼儿会出现憋尿憋尿呢?幼儿是要看自己的膀胱到底有多大,容量是多少,直肠究竟能装多少粑粑。比如我们在车上,没办法一下找到卫生间,得要憋一阵。所以这个阶段是幼儿在测试憋大小便最大的能力。幼儿一定要憋到憋不住了,崩盘了,尿裤子了,才会知道,"哦,当我身体出现这个

感觉的时候，我就是要尿裤子了。"幼儿把这种感觉记忆在生命中，未来一旦出现这种感觉，他就知道，他是憋不住了，他要尿裤子，这就是大小便的临界点。这就是幼儿在第三阶段的重要任务。

接下来会进入第四阶段的发展，就是幼儿要找到自己"崩盘"之前的几分钟，自己身体的感觉是什么。一旦有这种感觉，他就需要去找卫生间，因为找卫生间需要时间，脱裤子也需要时间，然后才能大小便。幼儿要找到这种感觉，一旦这种感觉出现了，必须去找卫生间，不然就来不及了。这四个阶段都找到了，幼儿的整个大小便系统发展才算是完整的。

任务活动二 幼儿如厕中的照护

一、如厕中照护工作任务与内容

（一）幼儿如厕中行为要求

如厕行为主要由幼儿自主完成，因此幼儿应掌握相应的如厕中的行为，才能保证如厕较为顺利地完成，行为要求见表4-6。

表4-6 幼儿如厕中行为要求

行为类别	小班（3~4岁）	中班（4~5岁）	大班（5~6岁）
穿脱衣裤	衣服较少时能自己穿脱好衣裤，衣服较多时在教师的帮助下能穿脱好衣裤。	基本能自己穿脱衣裤，能主动或在教师提醒下整理好衣物。	如厕前后能自己穿脱整理好衣裤。
如厕方法	能较为准确地将小便尿入便池，较少会弄湿衣裤或鞋袜，较少会尿出坑外。	基本能小便入池，不会弄湿衣裤或鞋袜，基本不会尿出坑外。	能小便入池，不会弄湿衣裤或鞋袜，不会尿出坑外。
异常报告	不太知道报告异常，有不舒服时会哭闹或表现出难受。	能跟教师报告如厕不舒服，但说不清楚原因。	能主动跟教师报告如厕不舒服的情况，会推测原因和表述症状。
便后清洁	大便后能主动用纸擦屁股，但擦不干净，需要成人帮忙；女孩小便后知道用纸擦拭，但没有掌握方法。	大便后能主动用纸擦屁股，基本能擦干净；女孩小便后知道用纸擦拭，能做从前往后擦的动作。	大便后能主动用纸擦屁股，能擦干净；女孩小便后能主动用纸从前往后擦拭。

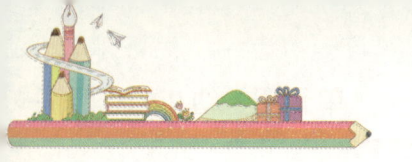

（二）如厕中照护工作内容与要求

1. 维护如厕秩序，提醒幼儿如厕方法要点

幼儿如厕时教师应全程关注，尽量避免幼儿单独在厕所；提醒不遵守秩序的幼儿遵守如厕规则，制止幼儿可能出现危险的行为；同时观察记下幼儿在如厕时会出现的问题，如不会整理衣裤、小便尿到外面、不知道怎么擦屁股等，教师除直接上手帮助外，更应在教学活动中教会幼儿掌握相应的技能技巧，需要家庭配合的也应及时跟家长沟通（见图4-7）。

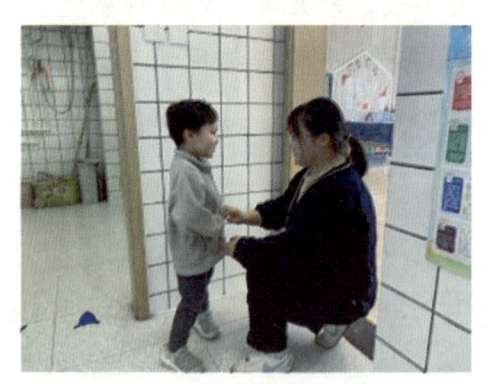

图4-7 幼儿如厕时教师全程关注

【案例】一起制定常规

大班的孩子活动量大，活泼好动，每次上厕所都喜欢蹦蹦跳跳的，进入厕所时时常发生争夺喧哗的行为。为此，大班教师把幼儿如厕时拥挤打闹、争抢厕所、推人、从台阶跳下的照片做成PPT进行播放，引导幼儿讨论，分析行为可能产生的后果，集体协商制定如厕的安全常规。

如厕过程中存在潜在性的危险，安全如厕是如厕教育的重要方面。对于中大班幼儿而言，知道遵守如厕常规，初步具有自我保护的意识是该阶段的主要任务。教师可以和全班幼儿共同制定如厕的规则。在具体操作中，教师可以引导幼儿讨论上厕所不文明的行为有哪些，哪些行为是他们在上厕所的过程中不喜欢的，通过集体协商和记录的方式建立规则，并把规则张贴在厕所墙面适当的位置。

2. 帮助部分幼儿穿衣裤和便后清洁

小年龄段的幼儿可能会出现不会穿脱衣裤或整理不好衣裤的情况，特别是在穿衣较厚的时候。对于能自己整理却忘了的幼儿，教师应提醒其整理；对于不会自己整理的幼儿，教师可以帮助幼儿整理并教其方法。小班幼儿大便后可能还无法自己擦拭干净屁股，需要教师帮助清洁。对于尿湿衣裤或鞋袜的幼儿，教师要及时帮其更换（见图4-8）。

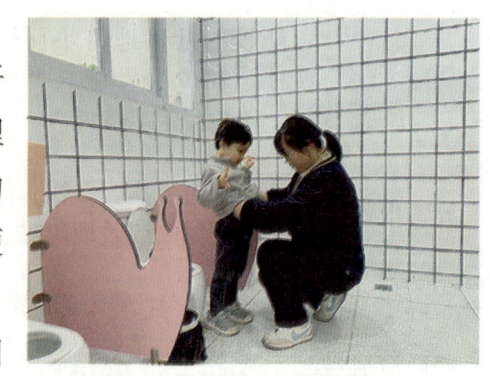

图4-8 帮助幼儿穿脱裤子

【小游戏】

游戏1：针对男孩容易将小便尿到外面的现象，可以在小便池里画一个靶心，利用"打靶游戏"让幼儿更容易把小便尿在便池里。

游戏2：有些幼儿不会自己擦屁股，还有些幼儿如厕时会用手纸，但大部分幼儿只擦一次，因为他们不知道怎么把手纸擦过的一面藏起来，继续使用。

可以带领幼儿玩藏颜料的游戏，将两个相同颜色吹好的气球绑在一起模拟幼儿的小屁股，涂上类似粑粑颜色的颜料，请每位幼儿拿一张干净的纸去擦拭"气球屁股上的粑粑"，然后说说、折折看，纸上的颜料"粑粑"怎么藏起来了？怎么擦会更干净？怎么折会藏得更好？最后教师小结幼儿的方法：把纸巾上有颜料的一面向上进行对折，把颜料"粑粑"藏起来。

【儿歌】

便后整理歌

上完厕所不着急，
擦净屁股提好裤，
镜子面前照一照，
整整衣服多神气。

3.意外情况的关注和处理

教师在如厕照护中应随时关注幼儿的情况，对于出现的意外情况要及时处理，如幼儿小便尿出坑外应及时清理，避免幼儿踩到滑倒摔伤；还有幼儿拥挤推搡可能出现的绊倒也应及早预判。此外，对于排便时间较长或主动报告排便困难的幼儿，教师要及时观察记录幼儿的大便情况并跟保健教师或家长沟通。还可以请保健教师来讲解与如厕相关的卫生知识，如多喝水、多吃蔬菜对大小便的好处等，培养幼儿良好的如厕习惯。

二、如厕中照护工作流程与规范要求

如厕中的照护主要包括指导幼儿穿脱裤裙、提醒幼儿如厕方法和观察幼儿如厕情况三个环节，具体见表4-7。

表4-7 幼儿如厕中照护工作流程与规范要求

流程	规范要求
指导幼儿穿脱衣裤	1.提醒幼儿将裤子脱到膝盖以下再进行如厕。 2.提起裤子的时候先提小内裤，再提秋裤或外裤，不要一下子全提上来；然后把秋衣或毛衣掖进外裤里。
提醒幼儿如厕方法	1.提醒幼儿坐到马桶中间或对准便池再尿。 2.尿完以后用厕纸从前往后擦。 3.帮助大便后擦屁股有困难的幼儿进行便后清洁。 4.为尿湿衣裤或鞋袜的幼儿及时更换。

续表

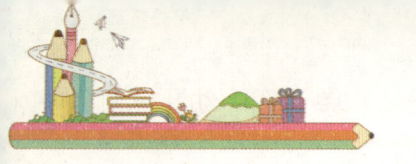

流程	规范要求
观察幼儿如厕情况	1. 观察记录幼儿的如厕时间、表情、动作等。 2. 对幼儿主动报告或教师发现的幼儿大小便异常情况进行记录和拍照留存，事后跟保健教师和家长沟通。

幼儿如厕中的照护

> **知识拓展**
>
> 幼儿如厕训练
>
> **一、最佳训练时间**
>
> 在宝宝满月后，爸妈就可开始定时定点地把孩子大小便了。具体做法是：先放好便盆，让宝宝保持一个特定的姿势，然后用"嘘嘘"声诱导宝宝排小便；用"嗯、嗯"声促使宝宝排大便。这样，在视觉、听觉的双重刺激下，再加上特定的排便姿势，一段时间后，宝宝就会逐渐形成条件反射。
>
> 等到宝宝七八个月大时，他已经能够用表情来表达"想去厕所"的意思了。通常情况下，当宝宝的小脸憋得通红、哭闹的时候，也许是他在表达"爸爸，妈妈，我想上厕所便便"的意思。
>
> 12个月大的时候，宝宝已经能够基本理解爸爸妈妈的语言，也可以用简单的字句表达自己的需求了。这个时候，爸妈可以开始告诉宝宝"便盆"是用来干什么的，排便为何要在指定的地点进行，等等。
>
> 宝宝18～24个月大的时候，是接受如厕训练的最佳时机。此时，宝宝大脑的神经系统已经发育成熟，对充盈的膀胱、直肠也开始有感觉，在有便意的时候，他能主动地要求坐便盆。
>
> **二、训练的主次轻重**
>
> 训练一定要以宝宝为主体，采取渐进性训练方式。每个宝宝都有自己不同的脾气和性格，因此训练的时间要看孩子的心情。什么时候他最合作？是吃饭后还是睡饱后？不要在宝宝有"重大改变"的时候训练（例如搬家、换保姆、刚上托儿所等）。面对一些性格比较害羞的宝宝，爸妈要给他特别的鼓励而不是处罚。爸妈需要花更多心思让孩子适应训练，比如在宝宝不愿意坐便盆的时候，给他讲个小故事，让孩子逐渐能够在便盆上坐得久一点。

三、具体操作指导

爸爸妈妈可以先让宝宝认识"便盆",用亲和的语言向宝宝介绍便盆,就像介绍一位新朋友、一个新玩具一样。让宝宝用眼睛观察、用手触摸和熟悉便盆,鼓励宝宝每天在便盆上坐一会儿。开始时甚至可以不让宝宝脱裤子,并可把尿布上的粪便放入便盆内,指给宝宝看,使孩子逐渐理解便盆的概念和用途。

提示与强化的过程也很重要。宝宝表示有便意时,父母应立即带他到便盆处去排便。对宝宝良好的排便行为,父母应及时给予鼓励,以增强他的自信心。同时应对宝宝经常提醒、反复强化。

幼儿如厕训练

任务活动三 幼儿如厕后的照护

一、如厕后照护工作任务与内容

(一)幼儿如厕后行为要求

幼儿如厕后需要冲洗便池和洗手,这也是培养幼儿良好如厕习惯必不可少的环节。幼儿如厕后行为要求见表4-8。

表4-8 幼儿如厕后行为要求

行为类别	小班(3~4岁)	中班(4~5岁)	大班(5~6岁)
便池冲洗	能主动或在教师提醒下冲洗便池。	能主动冲洗便池或提醒其他未冲洗的幼儿冲洗。	能主动冲洗便池。
便后洗手	能主动或在教师提醒下排队洗手。	基本能主动排队洗手。	能主动排队洗手并整理好衣袖。
整理衣物	大多能提起裤子,但不会整理,需要教师帮助整理。	基本能提起裤子并进行整理,洗完手后知道把衣袖放下来。	能自己提起裤子,放下衣袖并整理好。

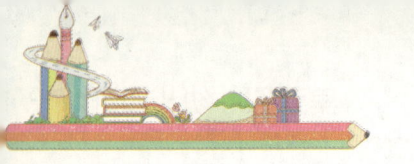

（二）如厕后照护工作内容与要求

1. 督促幼儿冲洗便池和便后洗手

如厕后的清洁是幼儿保持卫生的重要环节，可以减少很多细菌的侵入。教师要督促幼儿及时冲洗便池和便后洗手。便后洗手时应先挽起衣袖，按七步洗手法正确洗手，然后擦干水渍再离开厕所。逐渐让幼儿养成便后洗手的习惯，教师可以通过环境的引导和幼儿的相互监督来实现。

2. 保持厕所环境干净整齐

幼儿如厕后教师要及时对便具进行清洁消毒，将地面残留的尿液和水渍拖洗干净，保持地面及台面干燥。清洁工作应等所有幼儿离开后再进行，避免打扰到幼儿正常如厕。便池消毒可用按比例配制的84消毒液擦拭消毒或浸泡消毒30分钟，消毒后用清水将残留消毒液彻底去除；一日一消毒（见图4-9和图4-10）。

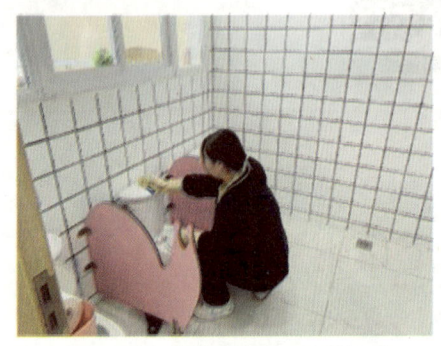

图 4-9　教师清理厕所马桶盖　　图 4-10　教师清理厕所

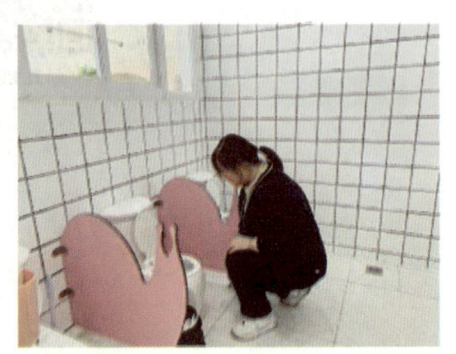

二、如厕后照护工作流程与规范要求

如厕后的照护主要包括提醒幼儿冲洗便池、提醒幼儿便后洗手、帮助幼儿整理衣物、对厕所进行清洁整理四个环节，具体见表4-9。

表 4-9　幼儿如厕后照护工作流程与规范要求

流程	规范要求
提醒幼儿冲洗便池	提醒忘记冲便池的幼儿冲洗便池。
提醒幼儿便后洗手	1. 提醒幼儿挽起衣袖排队洗手。 2. 按七步洗手法洗手。 3. 擦干净手上的水渍，放下衣袖。
帮助幼儿整理衣物	1. 检查幼儿衣袖是否放下、衣裤是否整理好。 2. 帮助未整理好的幼儿整理。

续表

流程	规范要求
对厕所进行清洁整理	1. 待所有幼儿离开后擦干净台面上的水渍。 2. 用干净的拖把先拖地面，再拖便池周围，然后冲洗便池。 3. 检查厕纸、洗手液等清洁用品是否归位。 4. 打开窗户通风。 5. 一日结束后用按比例配制的84消毒液擦拭消毒或浸泡消毒30分钟，消毒后用清水将残留消毒液彻底去除；一日一消毒。

幼儿如厕后的照护

知识拓展

便后擦屁股的五大误区

便后擦屁股，是我们从小习得的"技能"。但很多人可能没有想到的是，我们每天都在做的这件事情，其实也存在需要纠正的误区，并隐藏着健康问题。

美国健康网站LiveStrong发文指出了便后擦屁股的五个误区，看看你中标了没。

误区一：从后往前擦屁股

小时候，父母在教我们大便后怎么擦屁股时，很可能示范的是"从后往前擦"的错误动作。正确的动作是：使用卫生纸，从生殖器部位的前部开始，一直往后擦过肛门。

"从后往前擦屁股会增加有害细菌向尿道扩散的风险。尤其对于女性来说，尿道暴露于有害细菌中的风险更高。如果细菌进入膀胱，可能会导致尿路感染或其他问题。"美国医学专科委员会认证内科医师Sunitha Posina博士表示。

误区二：擦得太用力

大便后，一些人会觉得怎么擦也擦不干净。因此为了清洁得更彻底，只能更使劲地擦屁股。

"应该尽量避免养成这种习惯，因为它可能会导致肛门受伤，引起出血、疼痛和瘙痒。而且会阴部非常敏感，血管多，这意味着很多血管和神经都可能受损。"Michael Dann博士说。因此，他建议在擦屁股时，应使用拍打的动作温和地进行清洁。

误区三：站起来擦屁股

大便后，你会站着擦屁股？还是坐着不动？

Posina博士指出，后者是更好的选择。因为坐下时，你的臀部会分开，让你更轻松地擦拭肛门。而如果站起来，屁股会自然收紧，很难实现真正清洁。

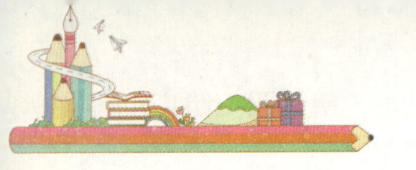

误区四：用错厕纸

不要被卫生纸包装上花哨的说法蒙蔽。

Posina博士表示，要学会识别卫生纸包装纸上的一些危险信号。例如，如果卫生纸"添加了芦荟和维生素E"，而你又是敏感肌肤，那么皮肤就很可能会产生灼热感。如果是"超韧（ultra-strong）"卫生纸，则可能含有对皮肤有刺激性的甲醛。

相反，在选用卫生纸时，应尽量坚持简单原则，选用不含染料或香料的未漂白卫生纸。

误区五：使用湿纸巾

在擦屁股这件事上，选用湿纸巾会比卫生纸更卫生和安全吗？其实这并不一定。Dann博士解释说，因为许多湿巾中含有香精和防腐剂，例如甲基氯异噻唑啉酮（MCI），从而损坏肛门的敏感皮肤，导致接触性皮炎。

因此，如果喜欢湿纸巾的手感和舒适性，Dann博士建议，可以考虑自制湿纸巾，这样就能保证它们不含任何有害成分。

思考与练习

1. 幼儿如厕照护对幼儿发展的价值是什么？好的如厕活动的组织需要教师具备哪些素养？

2. 教学活动和生活活动怎样配合才能更好地提升幼儿自主如厕的能力？

3. 刚开学较多小班幼儿不愿在幼儿园如厕，请你设计相应的教学活动改进这种情况。

4. 幼儿如厕照护中可能会出现哪些问题？请前往幼儿园观察后得出。

5. 幼儿如厕照护的要点是什么？请书写一份幼儿如厕活动照护计划。

6. 案例分析：2023年1月30日，在黑龙江哈尔滨一地铁站女厕所内，女子发现有个男童站在里面，于是对男童说："这里是女厕所，男孩不能进来。"随后，孩子母亲称该女子将孩子凶哭，伤害了孩子心灵，将女子堵住要求道歉，双方在厕所内激烈争吵。事后，当事女子称自己遭男童妈妈辱骂近30分钟。女子表示这里是女卫生间，男孩不能进。男童妈妈却说自己孩子年龄很小，才6岁，并反问道："谁说这么点孩子不可以进女卫生间了？"当事女子说："6岁都快上小学了！你知道吗？"男童妈妈回击："你是哪的啊，你农村的啊，6岁就能上小学。"

你觉得案例中两位女子的做法谁对谁错？如果你是男童的母亲，你会怎么处理男童上卫生间的问题？如果你是在场群众，你会怎么做？

单元五　幼儿进餐照护

📥 情境导入

在餐前教育快要结束时，老师介绍当餐的食物："今天有好吃的肉末豆腐、酸酸甜甜的糖醋里脊和香喷喷的南瓜饭，你们想吃吗？"幼儿的回应不是很热情。幼儿Q说："我不喜欢吃豆腐，豆腐有味道。"紧接着，好几位幼儿都纷纷说："我也不喜欢吃豆腐，豆腐不好吃。"教师这时打断了幼儿的讨论，直接让幼儿去盥洗准备吃饭。当天中午，班里幼儿的进餐速度减慢，最后班级中的剩饭剩菜量比平时多。幼儿Q吃完米饭和糖醋里脊，将豆腐全部剩在碗里。

讨论：

1. 面对幼儿挑食的情况，你会怎么处理？
2. 如何组织餐前教育才能更好地激发幼儿对当餐食物的兴趣？

📖 知识导图

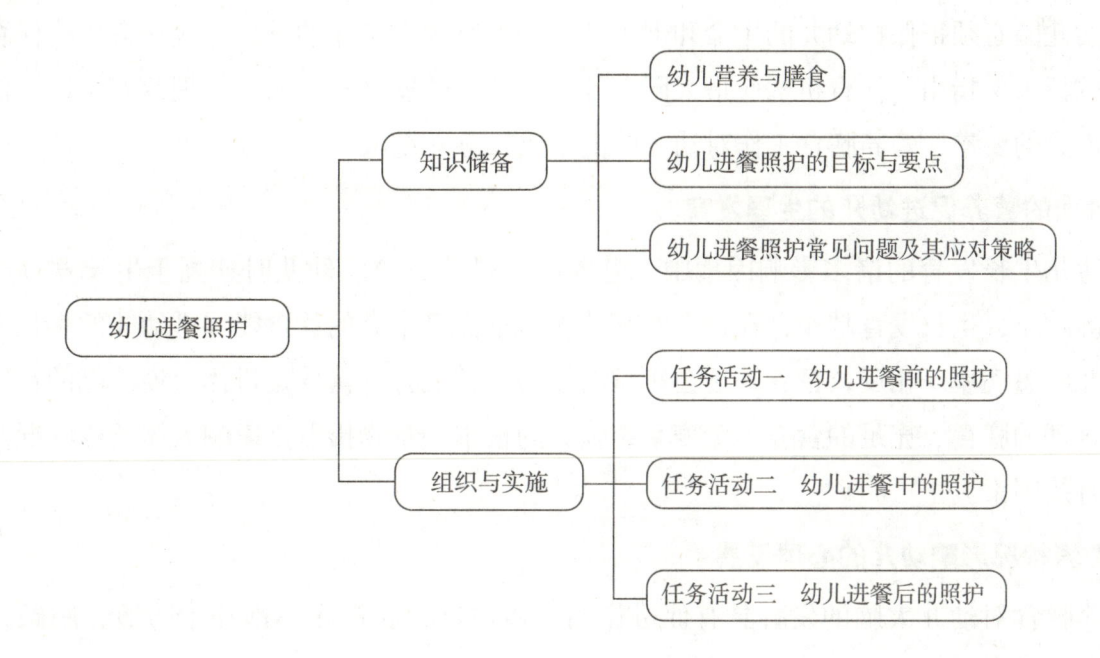

```
                          ┌── 幼儿营养与膳食
              ┌── 知识储备 ──┼── 幼儿进餐照护的目标与要点
              │              └── 幼儿进餐照护常见问题及其应对策略
幼儿进餐照护 ──┤
              │              ┌── 任务活动一　幼儿进餐前的照护
              └── 组织与实施 ─┼── 任务活动二　幼儿进餐中的照护
                             └── 任务活动三　幼儿进餐后的照护
```

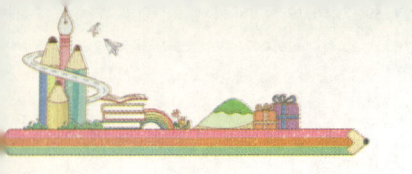

学习目标

1. 了解与幼儿进餐相关的营养与膳食方面的知识，了解幼儿的饮食特点，知道幼儿进餐照护的目标与要点。
2. 知道幼儿进餐前、进餐中、进餐后的行为表现与照护要点及流程，能够处理幼儿进餐照护中的常见问题，能在进餐照护中培养幼儿良好的进餐习惯和独立进餐的能力。
3. 能意识到进餐照护对幼儿发展的价值，有意识地在进餐照护中培养幼儿自主、自信的人格，帮助幼儿养成节约粮食、尊重他人劳动、互帮互助等良好的品质。
4. 通过对进餐保育环节的学习和实践，树立尊重幼儿、理解幼儿和关爱幼儿的职业意识。

知识储备

一、幼儿营养与膳食

（一）幼儿营养的价值

进餐是幼儿园一日生活中很重要的环节，也是幼儿健康的起点。《幼儿园教育指导纲要》规定：幼儿园必须把保护幼儿的生命和促进幼儿的健康放在工作的首位。《托育机构保育指导大纲（试行）》指出，托育机构应最大限度地保护幼儿的安全和健康。合理营养是幼儿健康成长必不可少的要素，营养膳食工作对幼儿的健康成长意义重大。

1. 合理的营养促进幼儿的生理发育

在幼儿生长发育的诸多影响因素中，营养因素是第一位。幼儿时期处于生长发育旺盛阶段，年龄越小，生长发育越快，在这个时期营养丰富而又平衡的饮食能促进幼儿的生长发育，降低幼儿的患病率。相反，营养缺乏会影响幼儿的生长发育。营养是机体免疫功能的重要影响因素，合理的膳食、充足的营养是免疫系统强大的根本，食物摄取是影响人体营养状况与健康水平的直接因素。

2. 营养状况影响幼儿的心理发展

营养膳食对幼儿大脑的发育具有促进作用。蛋白质，长链多不饱和脂肪酸，胆碱，铁，锌，碘及维生素A、D、B6、B12，叶酸11种营养素，被称为"大脑构建营养素"。园所系统的营养食谱可以为幼儿的脑提供充足的营养素，进而促进幼儿脑的发育。营养膳食对幼儿的情感发展具有促进作用。在幼儿园中，通过良好的师幼互动，开展营养膳食工作，可以满足幼儿爱与归属的需要，培养幼儿对幼儿园的情感。

3. 营养过剩和营养不良都会影响幼儿健康

营养过剩主要会导致婴幼儿肥胖，肥胖发生的年龄越小、肥胖病史越长，各种代谢障碍就越严重，成年后患糖尿病、高血压、冠心病、胆石症、痛风等疾病的概率就越大。营养不良是指摄食不足或食物不能充分吸收利用，以致能量缺乏，不能维持正常代谢，迫使肌体消耗，出现体重减轻或不增、生长发育停滞、肌肉萎缩的病症。因此，合理营养才有助于幼儿健康成长。教师应加强对幼儿进餐的照护，幼儿园要严格按照《托儿所幼儿园卫生保健工作规范》《托育机构保育指导大纲（试行）》等相关文件的要求，以《中国居民膳食指南》为指导，根据不同年龄段幼儿的年龄特点和生理需求，制订幼儿膳食计划，编制带量食谱，并确定每日进餐时间和进餐间隔时间，为幼儿提供健康成长所需的营养要素。

（二）幼儿营养学基础知识

1～6岁幼儿的营养供给应丰富、均衡，应有计划、有规律地精心安排膳食。幼儿园一日生活皆教育，用餐教育是其中的重要环节。科学饮食不仅是幼儿生存、发育的保障，也是幼儿发展社会性的重要途径。用餐教育和科学饮食的实现需要专业保教人员的安排、配合、参与，需要倚仗专业的营养学、生理学、心理学专业知识的指导。

营养素一般分为六类，即蛋白质、脂肪、碳水化合物、维生素、无机盐和水。其中蛋白质、脂肪、碳水化合物均可在体内产生热能，供给机体能量，被称为"三大产热营养素"。

1. 碳水化合物

碳水化合物即糖类，可分为单糖、双糖和多糖，糖类是人体的主要能量来源，能够提供热量，合成糖原，并构成细胞和组织。碳水化合物主要由谷类、块茎类和各种食糖供给，是高效、经济的能量来源。对于幼儿来说，糖类的摄入尤为重要。糖类是幼儿大脑的唯一供能物质，必须保证供给（见表5-1）。

表5-1 幼儿每日膳食中糖类的推荐摄入量

年龄/岁	糖类/克	年龄/岁	糖类/克
0～1	12	2岁以上	10

2. 蛋白质

蛋白质的组成单位为氨基酸，共20种，分必需氨基酸（成人8种，儿童9种）和非必需氨基酸。必需氨基酸指的是人体（或其他脊椎动物）自身不能合成或合成速度不能满足人体需要，必须从食物中摄取的氨基酸。非必需氨基酸是指可在动物体内合成，作为营养源不需要从外部补充的氨基酸。蛋白质的生理功能是合成和修复集体组织、调节生理功能、供给热量，但不作

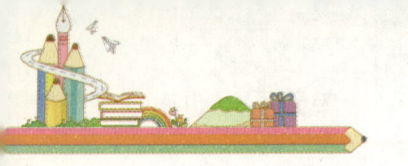

为人体能量的主要来源。动物、植物食品都可以作为蛋白质的来源。幼儿每日应适当摄入蛋白质以保证身体需要（见表5-2）。

表 5-2 儿童每日膳食中蛋白质的推荐摄入量

年龄/岁	蛋白质（每千克体重）/克	年龄/岁	蛋白质（每千克体重）/克
0～1	1.5～3.0	4～5	50
1～2	30	5～6	55
2～3	35	6～7	60
3～4	40	7～8	65

3. 脂肪

脂肪是人体重要的组成部分，能够储备能量，保护内脏、组织。脂肪是重要的供能物质，但不宜作为人体的主要供能物质，特别是婴幼儿，应注意脂肪摄入量，以免造成肥胖等疾病（见表5-3）。动物性脂肪和植物性脂肪都能够作为脂肪的来源，但植物性脂肪一般含不饱和脂肪酸较高，是较为健康的脂肪来源。

表 5-3 儿童每日膳食脂肪推荐摄入量

年龄/岁	脂肪/%	年龄/岁	脂肪/%
0～0.5	45～50	1～6	30～35
0.5～1	35～40	7岁及以上	25～30

4. 维生素

根据维生素的溶解性可分为脂溶性维生素和水溶性维生素。脂溶性维生素是指不溶于水而溶于脂肪及有机溶剂的维生素，包括维生素A、维生素D、维生素E、维生素K。脂溶性维生素可在体内大量贮存，主要贮存于肝脏部位，摄入过量会引起中毒。因此要避免幼儿过量摄入脂溶性维生素。水溶性维生素是能在水中溶解的一组维生素，常是辅酶或辅基的组成部分，主要包括维生素B1、维生素B2和维生素C等。维生素又称辅酶，对人体生化活动有重要作用，广泛存在于动物、植物食品中（见表5-4）。

表 5-4 主要维生素功能及儿童每日膳食维生素推荐摄入量

名称	主要功能	来源	每日推荐摄入量	缺乏症
维生素A	促进神经系统、上皮组织发育，促进骨骼、牙齿生长，提高抵抗力，维持正常视觉。	动物肝脏、蛋黄、奶类、鱼肝油、胡萝卜、辣椒、苋菜、荠菜等。	0～1岁400微克；1～4岁500微克；4～7岁600微克。	干眼症、夜盲症、毛囊角化、腺体分泌不良、抵抗力下降。

续表

名称	主要功能	来源	每日推荐摄入量	缺乏症
维生素B1	调节糖代谢，维护末梢神经的兴奋传导，增进食欲和促进生长发育。	酵母、谷类的外皮和胚芽，豆类，动物内脏等。	6个月前0.2毫克；6个月~1岁0.3毫克；1~4岁0.6毫克；4~7岁0.7毫克。	食欲不振、末梢神经传导阻碍、脚气病、水肿。
维生素B2	促进细胞的氧化过程。	酵母、乳类、蛋类、肉类、糙米、粗面粉、绿色蔬菜。	6个月前40毫克；6个月~1岁50毫克；1~4岁60毫克；4~7岁0.7毫克。	口角炎、口腔黏膜溃疡、畏光、面部脂溢性皮炎、阴囊炎。
维生素C	维持新陈代谢，维护骨骼、肌肉和血管的生理作用，增加抵抗力。	辣椒、西红柿、菠菜、黄瓜、橘子等新鲜水果、蔬菜。	6个月前40毫克；6个月~1岁50毫克；1~4岁60毫克；4~7岁70毫克。	坏血病，抵抗力下降，疲劳、肌无力。
维生素D	促进钙、磷吸收，促进骨骼发育，维持神经、肌肉正常兴奋性。	蛋类、动物肝脏、阳光照射可促进皮下合成。	7岁前10毫克	佝偻症、骨质疏松。

5. 无机盐

无机盐即无机化合物中的盐类，也称矿物质，在生物细胞内一般只占鲜重的1%~5%。其中，常量元素包括钙、磷、镁、钠、钾、氯、硫7种，其含量超过体重的万分之一。微量元素包括铁、锌、碘等，其含量低于体重的万分之一（见表5-5）。

表5-5 主要无机盐功能及儿童每日膳食无机盐推荐摄入量

营养素	主要功能	来源	每日推荐摄入量	缺乏症
钙	构成骨骼、牙齿，维持细胞正常功能，参与调节神经系统的兴奋性，使血液凝固。	乳及乳制品、虾米、虾皮、紫菜、海带、绿叶蔬菜、豆类及豆制品。	6个月前300毫克；6个月~1岁400毫克；1~4岁600毫克；4~7岁800毫克。	骨骼发育不良、骨质疏松、佝偻症。
铁	与血红蛋白结合参与氧的转运、交换和组织呼吸过程。	肝脏、蛋黄、血、瘦肉、鱼、黑木耳、海带、芝麻酱等。	1岁前0.8毫克；1~7岁1.0毫克。	缺铁性贫血。
锌	构成多种酶，在蛋白质、脂肪和糖代谢中起重要作用。	瘦肉、动物内脏、蛋黄、鱼、海产品。	6个月前1.5毫克；6个月~1岁8.0毫克；1~4岁9.0毫克；4~7岁12.0毫克。	食欲不振，生长发育障碍、严重时出现佝偻症。
碘	构成甲状腺素。	海产品：海带、紫菜、海鱼、海虾、海贝、海参。	4岁前50毫克；4~7岁90毫克。	甲状腺功能不足，患甲状腺肿大、地方性克汀病。

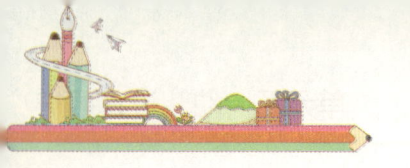

6. 水

水是构成生命细胞的基础，人体的新陈代谢、系统平稳、食物的消化吸收、营养的输送、血液的循环、废物的排泄、体温的调节，每一个生命活动都离不开水。水占早期发育胎儿体重的90%、幼儿的80%、成年人的50%～60%，因此，水对于幼儿比成年人更加重要。幼儿从出生到1岁，每日需要摄入120～160毫升/千克体重；1～3岁，每日需要摄入100～150毫升/千克体重；4～7岁，每日需要摄入90～110毫升/千克体重。饮水、水果、蔬菜、饭食都能够提供水分。

（三）幼儿膳食结构

WHO建议终身饮奶，1～3岁幼儿应继续保持每日500毫升的奶量（母乳、配方粉、牛奶、羊奶、酸奶、奶酪等都可计入摄入量），3～6岁的幼儿也应保持250～500毫升的奶量。1岁以的幼儿应均衡摄入碳水化合物、蛋白质、脂肪、维生素、无机盐与水。3～6岁幼儿膳食宝塔见图5-1。

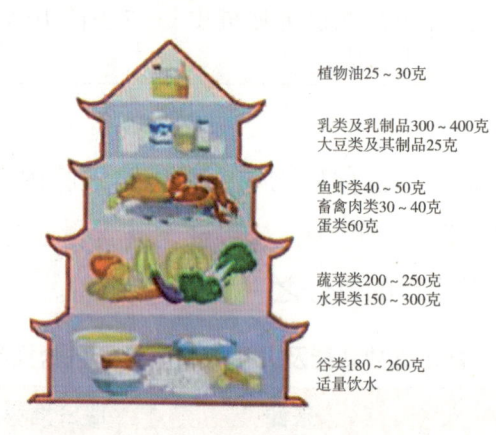

图5-1　3～6岁幼儿膳食宝塔

（四）幼儿园膳食的配备原则

1. 营养全面丰富、膳食结构合理

注意兼顾各种营养的均衡摄入，建立科学的营养观念，防止蛋白质、脂肪的过度摄入。

2. 适合幼儿的身心特点

注意幼儿的身心特点，食物应易于消化，多样美观能引起幼儿进餐兴趣，适时进行用餐教育。食物应低盐清淡，无人工添加剂，尽量保持原汁原味，为幼儿一生健康打下良好基础。

3. 讲究饮食卫生，严守食物卫生与安全规定

工作人员应严守操作规范，保证食品卫生与安全，杜绝有毒（未煮熟的豆角、新鲜黄花、中草药、民间偏方等）、变质、无安全卫生保障的食品进入幼儿园，且应防止如果冻等容易窒息的零食进入幼儿园。

4. 膳食计划、时间安排应科学、规律、合理

膳食计划应配合幼儿作息时间、集体活动时间、户外活动、游戏等时间，为幼儿及时补充能量和营养，且不可在剧烈活动前后饮食；食谱应定期更新。

（五）幼儿饮食特点

1. 咀嚼消化能力有限

3~6岁幼儿消化系统日渐成熟。幼儿的胃容量为600~700毫升，3岁幼儿20颗乳牙已出齐，6岁左右萌出第一颗恒磨牙。但是，与成人相比，3~6岁幼儿的消化系统还处于不完善阶段，尤其是对固体食物需要较长时间的适应，不能过早进食成人膳食，以免导致消化系统紊乱，造成营养不良。研究发现，学龄前儿童的咀嚼能力仅达到成人的40%。

2. 对能量和各种营养素的需求较高

3~6岁幼儿处于生长发育较快速阶段，大脑和神经系统持续发育并逐渐成熟，新陈代谢旺盛，且活动量大，对能量和各种营养素的需要都相对高于成人。3~6岁幼儿的能量主要用于满足其基础代谢、体力活动、食物热效应和生长发育；如果能量长期摄入不足，将会导致幼儿生长发育迟缓、消瘦等；如果能量摄入过多，多余的能量将以脂肪形式堆积在体内，进而引起超重或肥胖。幼儿每日的能量需要量为1 200~1 400千卡，男孩略高于女孩。脂肪供能比随年龄增加而降低，3岁幼儿脂肪供能比为35%，4~6岁幼儿脂肪供能比为20%~30%；糖类供能比有所增加，为50%~65%，成为3~6岁幼儿能量的主要来源。

3. 容易出现不良饮食行为

3~6岁幼儿自主性、好奇心、学习能力和模仿能力明显增强，生活自理能力也有所提高，但其注意力容易分散，进食专注度较弱，容易出现一些不良的饮食行为，如挑食、偏食，不专心吃饭，吃饭时边吃边玩。4~5岁幼儿已具有与成人相似的对食物的好恶倾向，包括拒绝不喜欢的味道或有害的、非食物性的东西，所以，这一时期也是纠正不良饮食行为的关键干预阶段。

（六）幼儿进餐照护的价值

幼儿进餐活动是指幼儿园根据幼儿在园时间和幼儿的生理特点，每天定时组织幼儿在园进食正餐的活动过程。正餐间隔时间为3.5~4小时，正餐之间还会有加餐，即点心环节，本书中的进餐照护主要指正餐的照护，加餐（点心）环节的照护可参照执行。

1. 促进学前儿童身体健康发展

3~6岁是幼儿身心发展最为迅速的时期，他们新陈代谢旺盛，每天必须从膳食中摄取充分的热量、蛋白质、维生素、矿物质等营养素，这样才能满足幼儿机体生长发育和活动的需要。

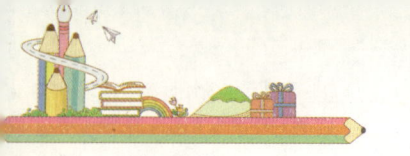

如果此时摄取的营养物质不足，就会阻碍幼儿身体的发育，出现体重过轻、抵抗力下降、生长发育停滞等现象，甚至还会影响其智力的发展，进而对幼儿的健康成长产生难以弥补的损害。因此，幼儿园应高度重视幼儿进餐保育工作，合理安排进餐环节，帮助幼儿获取身体所需营养素，这是幼儿身体健康发展的基础。

2. 促进幼儿认知发展

进餐照护并非简单地看管幼儿吃饭那么简单，科学合理的进餐安排能够帮助幼儿学习丰富的相关知识。如在活动中可以认识食物的名称、形状、色彩、性质等特征，了解简单的处理和烹调食物的方法，知道食物营养与人体健康的关系，学习进餐的方法和技巧，了解民间饮食文化及风俗习惯等，这些认知既是后续学习的铺垫，也可以丰富大脑的神经联结，促进幼儿的认知发展，提升幼儿的生活自理能力，为幼儿适应未来生活做好铺垫。进餐照护最重要的任务就是帮助幼儿掌握自主进餐的方法和技能，养成良好的进餐习惯，提升自理能力。幼儿自我服务的意识和能力是幼儿进入社会生活具备的基本能力之一，而学前阶段正是幼儿行为习惯养成的关键期，教师和家长应充分利用这个时期对幼儿进行培养，帮助幼儿更好地适应未来生活。此外，进餐照护中幼儿还会学习进餐礼仪、节约粮食、尊重他人劳动、互帮互助等社会规则和文化，因此进餐照护也是提升幼儿社会适应能力的重要契机。

二、幼儿进餐照护的目标与要求

（一）幼儿进餐照护的目标

（1）提供干净整齐、轻松温馨的进餐环境让幼儿进餐顺利、愉快（见图5-2）。

（2）帮助幼儿了解饮食进餐的相关知识，如食物的名称、营养，食物营养与人体健康的关系，知道简单的处理和烹调食物的方法等。

（3）助力幼儿掌握饮食进餐的有关方法和技能，提高自主进餐的能力，提升生活自理能力。

（4）引导幼儿养成良好的进餐行为习惯，习得健康文明的进餐礼仪。

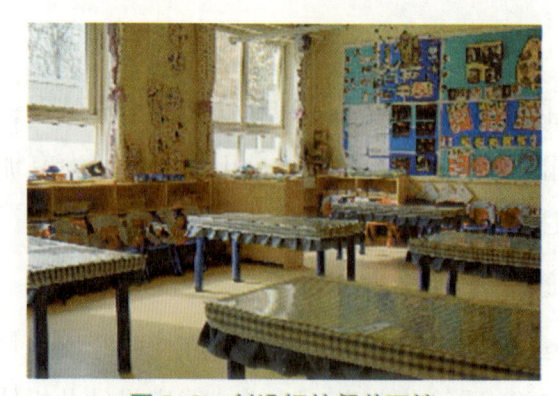

图5-2 创设好的餐前环境

（二）幼儿进餐照护的要求

全日制幼儿园一般提供三餐一点或三餐两点。由于幼儿消化系统、免疫系统尚未发育完善，生活自理能力不强，独立进餐能力、良好进餐习惯需要培养，因此，幼儿园的进餐活动需要特别照护。教师应该引导每一位幼儿愉快地进餐，培养幼儿良好的进餐习惯和独立进餐能力。

幼儿进餐的照护主要涉及餐前、餐中和餐后三个环节，要求主要有以下六个方面：第一，为幼儿提供营养均衡、温度适宜、美观可口的食物；第二，为幼儿创设干净整齐、轻松愉快的进餐环境，提醒幼儿做好餐前清洁；第三，合理安排和组织幼儿的进餐活动，关注幼儿的需求并提供适当帮助；第四，培养幼儿良好的进餐习惯和自主进餐的能力；第五，提醒幼儿餐后清洁和餐后环境整理；第六，合理组织餐后活动。

进餐环节是需要幼儿、教师和保育员共同合作完成的，幼儿进餐的常规要求和照护要求见表5-6和表5-7。

表5-6　幼儿进餐的常规要求

小班（3～4岁）	中班（4～5岁）	大班（5～6岁）
1. 能在教师的指导下进行盥洗等餐前准备活动。 2. 能认真听教师介绍要吃的食物并记住大多数名称。 3. 在教师提醒下能排队取不带汤的主食并捧回座位。 4. 愿意独立进餐，在教师的提醒下能认真进餐，不边吃边玩、左顾右盼。 5. 在教师引导下，不偏食挑食，喜欢吃瓜果、蔬菜等新鲜食品。 6. 能在教师提醒下捡起桌面、椅子上的饭粒，将残渣放在渣盘里，将餐具送回指定位置。 7. 在教师指导下能做好餐后漱口和擦嘴，安静地参加餐后活动。	1. 能进行盥洗等餐前准备活动，值日生在教师指导下能帮助清洁桌面、分发餐具等。 2. 认识要吃的食物并能说出食物的简单信息。 3. 能排队取不带汤的主食和菜，一手一个基本稳当地端回座位。 4. 能独立进餐，能饭菜搭配着吃，不吃汤泡饭。 5. 不偏食挑食，不暴饮暴食，喜欢吃瓜果、蔬菜等新鲜食品。 6. 吃完饭再站起来，能轻放椅子，将餐具、渣盘放到指定地点，清理好自己的桌面。 7. 基本能按步骤做好餐后漱口和擦嘴，安静地参加餐后活动。	1. 能有序进行盥洗等餐前准备活动，值日生能帮助清洁桌面、分发餐具等。 2. 能说出食物所包含的营养素及对人体的作用。 3. 排队取主食和菜，一手一个稳当地端回座位。 4. 能独立、有序地进餐，进餐方法正确。 5. 进食时会细嚼慢咽，不挑食偏食，不剩饭菜，不过量进食。 6. 桌面、地面和衣服基本整洁，残渣放在渣盘里或倒入垃圾桶，将餐具送回指定位置。 7. 能正确有序做好餐后漱口和擦嘴，安静地参加餐后活动。

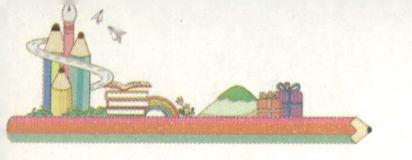

表5-7 幼儿进餐照护要求

主体	照护要求
教师	1. 进餐前15分钟提醒幼儿结束活动，做好盥洗，准备进餐；指导值日生分发餐具、餐巾，轻拿轻放，摆放整齐。 2. 为幼儿营造愉快的进餐环境（可放轻音乐）。 3. 组织幼儿按时进餐，两餐间隔时间不少于三个半小时。 4. 掌握每餐食谱，向幼儿介绍当餐食品营养，激发幼儿进餐欲望。 5. 鼓励幼儿独立进餐，不催促幼儿用餐。提醒幼儿在用餐时间内进餐完毕（中、大班30分钟，小班40分钟）。 6. 巡视指导幼儿正确使用餐具，观察进食量，纠正不良进餐习惯，对特殊幼儿给予个别照顾，及时处理异常情况。 7. 提醒幼儿饭后擦嘴、洗手、漱口。 8. 餐前餐后半小时不做剧烈运动，有计划地组织餐后活动（午餐后组织幼儿进行10~15分钟散步）。 9. 早、午餐后半小时，严格按《药品服用记录》逐一为幼儿服药，服后认真核实，确保正确无误。不能出现错服、漏服、重服、药量不足和过量等现象。
保育员	1. 分餐前用肥皂洗手，每餐（点）前10分钟做好桌面消毒工作。第一遍用1:200的84消毒液擦洗桌面，并滞留5分钟；第二遍用清水擦洗一遍；第三遍用蒸气消毒后的专用抹布擦一遍。 2. 提供的食物温度适中，避免食物过烫、过冷，严禁进食不卫生食物。避免餐具造成的划伤、戳伤。 3. 领取和分发餐（点），必须戴好口罩，使用食品夹或消毒筷。应做到分盘，做到随到随分、随吃随分。 4. 保证每个幼儿吃饱、吃好、吃足营养量。掌握幼儿进食情况，鼓励食量小的幼儿，控制暴食幼儿。做到不给幼儿汤泡饭。 5. 督促指导幼儿餐后漱口。 6. 幼儿进餐时，不拖地，不扫地。 7. 所有幼儿进餐结束后及时送回碗筷，收拾餐桌，清扫地面，清洗餐巾和漱口杯并进行消毒。

三、幼儿进餐照护常见问题及其应对策略

幼儿进餐中会出现较多问题，教师应提前预判，在教学和生活活动中采取相应策略，帮助幼儿掌握自主进餐的方法和礼仪，养成良好的进餐习惯（见表5-8）。

表5-8 幼儿进餐照护常见问题及其应对策略

常见问题	原因分析	应对策略
挑食偏食	1. 不愉快的经验（烹调方式不当、被强迫进食、吃腻了）。 2. 成人挑食。 3. 家长在配餐时未做到饮食均衡，从小没接触过。 4. 幼儿自己的饮食偏好。	1. 家长以身作则，不挑食偏食；在幼儿园为幼儿寻找不挑食偏食的榜样。 2. 改变烹调方式，或将其喜欢的食物（多一些）和不喜欢的食物（少一些）混在一起，使幼儿在不知不觉中吃下去，以后再渐渐增加不喜欢的食物比例。 3. 不要让幼儿有交换的条件（如：我吃下去，你就给我……），这只能处理眼前的难题，却无法真正解决偏食的问题。

续表

常见问题	原因分析	应对策略
挑食偏食	1. 不愉快的经验（烹调方式不当、被强迫进食、吃腻了）。 2. 成人挑食。 3. 家长在配餐时未做到饮食均衡，从小没接触过。 4. 幼儿自己的饮食偏好。	4. 以耐心和温和的态度相对待，不强迫幼儿进食。 5. 餐前教育。通过餐前教育，幼儿了解了即将食用的食物，知道自己食用该食物会给自己带来哪些好处，心中便不再怀疑和恐惧，而是尝试着接受这种食物。如当幼儿不爱吃青菜和萝卜时，教师或家长以故事、儿歌等形式帮助幼儿认识各种各样的青菜和萝卜，了解青菜的营养价值，知道胡萝卜对眼睛好，并且都是小白兔最爱吃的食物，然后引导幼儿像小白兔一样尝尝青菜和胡萝卜，让眼睛变得更加明亮，让自己变得更加健康。 6. 合理利用教育资源。如引导幼儿阅读绘本《多多什么都爱吃》，使幼儿在培养阅读习惯、感受阅读乐趣的同时，了解只有吃多种食物才能长得更高更强壮的道理。 7. 带领幼儿参观菜市场或超市，与幼儿共同采购食物，并同时讲解食物的营养成分及对身体健康的益处，以及挑食、偏食对身体健康产生的不良影响。 8. 从小让幼儿接触更多的食物，培养健康饮食的习惯。
食欲不振	1. 吃零食太多或餐点不定时，食物没消化，幼儿不饿。 2. 不喜欢吃。 3. 没有意识到进餐的价值，对进餐不感兴趣，感觉是在完成任务。 4. 生理或疾病原因。	1. 餐点定时定量，使肠胃得到适当的运动与休息。 2. 少吃零食，家中也不要放太多的零食。 3. 做饭时可询问幼儿想吃什么，让幼儿自己制订一日或一周食谱。 4. 保持进餐时愉快的气氛。 5. 吃不下时不给他非吃不可的压力，但过了吃饭时间也不再供应饭食，让他知道：要吃，就在吃饭时间吃；不吃，就是不饿；如果饿了，就等下一餐。一餐不吃对身体并不会有很大的影响，成人不必因饿孩子一餐而感到愧疚。因为吃是一种本能，也是一种需要，没有需要时当然不想吃。 6. 每天从事一些户外消耗体力的游戏活动。 7. 利用环境创设向幼儿渗透健康饮食教育。如在主题墙中布置"可爱的食物宝宝"栏目，植物角里种植不同种类的蔬菜，特别是营养价值高但幼儿却不太爱吃的蔬菜。还可引导幼儿观察蔬菜的生长过程、生长条件等，这样既传授了知识，又激发了幼儿的食欲。 8. 组织幼儿参与制作一些简单的面点、去果园采摘瓜果等不同形式的活动，强化幼儿对食品的正向情感。 9. 教师还可以在幼儿进餐前分享《大力水手》《胖子和瘦子》等故事或儿歌，增进幼儿对饮食健康、饮食营养的了解，提升幼儿进餐的积极性。 10. 有规律地睡眠，就寝前不要让幼儿太兴奋。 11. 如是生理或疾病问题应及时就医寻求指导。

续表

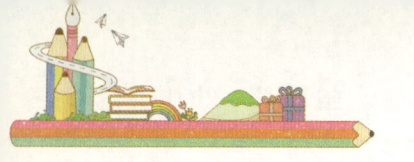

常见问题	原因分析	应对策略
吃太快或太慢	太快： 1. 教师说吃得快的幼儿有奖励。 2. 在家养成吃快的习惯。 太慢： 1. 边吃边玩，吃饭不专心。 2. 盛太多，幼儿心理有压力。 3. 咀嚼慢。	太快： 1. 进餐太快不易消化，会对幼儿肠胃造成较大负担，教师不应一味鼓励幼儿吃快，要细嚼慢咽。 2. 对于进餐太快的幼儿教师应提醒其慢下来，或通过相关教学活动引导幼儿进餐细嚼慢咽。 太慢： 1. 在家吃饭不看电视、手机等电子产品，也不让幼儿玩玩具，就专心吃饭，吃完再去玩。 2. 对于左顾右盼或四处找人聊天的幼儿及时提醒。 3. 固定吃饭时间和地点，时间到了就把未吃完的饭菜收起来，中间也不给零食充饥，让幼儿明白要为自己的行为负责。 4. 一次性不要盛太多，等幼儿吃完再加，成人及时鼓励和表扬，让幼儿体会成就感。
不注重用餐卫生和礼仪	1. 成人未对幼儿就进餐卫生和礼仪进行专门的教育。 2. 对于幼儿进餐中出现的问题未关注或及时纠正。	1. 家长和教师在生活和教学中可对幼儿的进餐卫生和礼仪进行专门教育。如在幼儿园可以采用角色扮演的方式，在餐厅活动区，通过环境的创设、角色的设置，引导幼儿扮演厨师、服务员、贵宾等，体验"西餐礼仪"和"宴会礼仪"；或者引导幼儿玩"做客"的游戏，在扮演主人、客人的游戏体验中，幼儿不知不觉掌握了主客的饮食礼仪。 2. 对幼儿进餐中出现的不卫生和不文明的行为及时制止和督促改进。

✅ 组织与实施

任务活动一　幼儿进餐前的照护

一、进餐前照护工作任务与内容

（一）幼儿进餐前行为要求

幼儿进餐前的准备是保证幼儿顺利进餐的前提，幼儿进餐前行为要求见表5-9。

表5-9　幼儿进餐前行为要求

行为类别	小班（3～4岁）	中班（4～5岁）	大班（5～6岁）
餐前如厕盥洗	在教师的帮助和指导下，有序如厕并洗手；基本能准确找到自己的座位轻轻坐下。	在教师的提醒下，有序如厕和规范洗手，注意控制水量；能准确找到自己的座位轻轻坐正。	自主、有序地如厕，按七步洗手法洗手并注意节约用水；能准确找到自己的座位轻轻坐好。

— 70 —

续表

行为类别	小班（3~4岁）	中班（4~5岁）	大班（5~6岁）
餐具分发	值日生在保育员的指导下将餐巾放至桌面指定位置。	值日生在保育员的指导下，协助分发餐具。	值日生主动协助保育员正确分发餐具。
餐前教育	在教师介绍后知道每种菜的名称。	知道每种菜的名称并能与食物对应。	知道每种菜的名称和相应的营养价值。
取餐	在教师提醒下能排队取不带汤的主食并捧回座位。	能排队取不带汤的主食和菜，一手一个基本稳当地端回座位。	排队取主食和菜，一手一个稳当地端回座位。

（二）进餐前照护工作内容与要求

1. 利用好餐前教育

餐前15~20分钟，可以组织幼儿进行相对安静的活动，如餐前故事、手指游戏、音乐游戏、分享活动等，为幼儿后续进餐奠定轻松愉快的情绪。餐前教育环节还可以引导幼儿了解当日菜肴的名称及其营养价值，渗透进餐文化和礼仪，告知幼儿进餐时的注意事项等，激发幼儿对进餐的期待，培养幼儿良好的进餐习惯，同时也可在一定程度上改变幼儿挑食的不良习惯。针对挑食儿、厌食儿、体弱儿等幼儿，教师也可利用此环节进行教育和鼓励，帮助他们养成良好的进餐习惯。

2. 注意个人卫生和幼儿用餐卫生

教师在分发餐具和为幼儿盛饭菜前一定要先做好个人清洁，应用洗手液或肥皂和流动水清洗双手，穿戴围裙，佩戴口罩。盛饭的教师还应佩戴卫生帽，避免头发掉落到饭菜中。饭菜汤都不应盛得太满，端的时候注意手指不要接触到食物。掉落到地上的食物不能捡起来再给幼儿。此外，还应关注幼儿做好个人卫生，餐前洗手要到位，洗净的手不要到处乱摸等（见图5-3）。

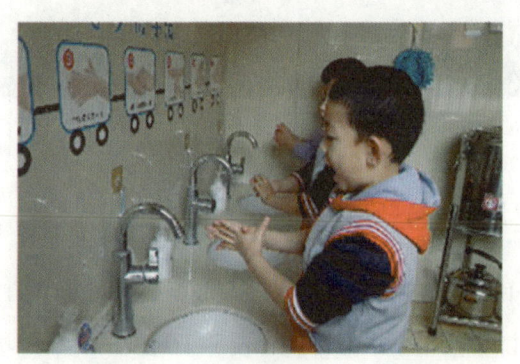

图5-3 盛饭前幼儿个人清洁

3. 餐前环境创设和氛围营造

餐前应为幼儿创设适宜的环境以提高用餐的舒适度（见图5-4）。可以定期改变桌椅摆放和布局，给幼儿新鲜感；还需准备好进餐物品，适当调整光线、温度到合适的水平，播放舒缓、轻松的音乐，营造愉快的用餐氛围；教师还可以允许幼儿自由选择座位，和自己的好朋友一起共进午餐，相信这能让幼儿开心不少。教师在餐前切勿对幼儿进行批评教育，以免影响幼儿的进餐情绪。

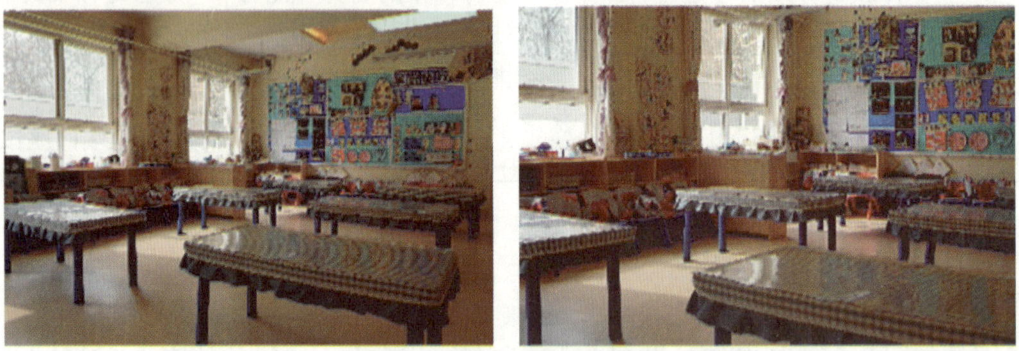

图 5-4　创设好的餐前环境

4. 让幼儿参与，注意个别幼儿的照护

餐前准备环节有很多都是可以由幼儿来完成的，教师应当给幼儿适当锻炼的机会，既可以提升幼儿自我服务和服务他人的能力，也能增强幼儿的自信心，让幼儿体验到参与感和成就感。如可以让幼儿轮流做值日生，值日生负责监督幼儿洗手、帮忙餐前擦桌、分发餐具以及为需要的幼儿提供帮助等（见图5-5）。此外，教师在分餐的时候要注意幼儿的过敏食物以及少数民族幼儿的饮食习惯，千万不要拿错。

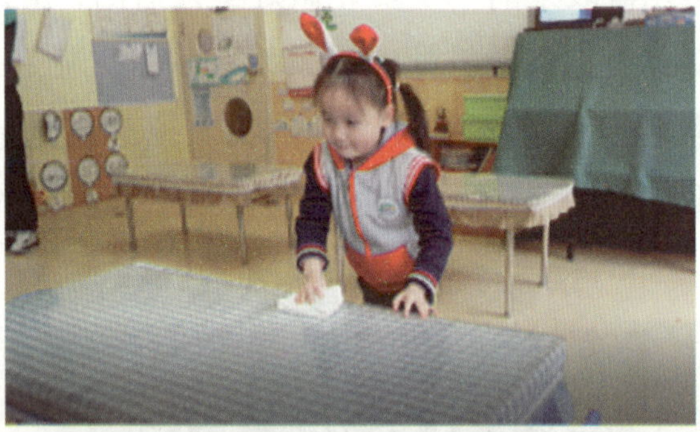

图 5-5　值日生帮忙清洁餐桌

二、进餐前照护工作流程与规范要求

进餐前的照护主要有餐前教育、餐前如厕盥洗、教师自我清洁、餐前环境创设、餐桌清洁、餐具分发、食物分发共计7个环节，具体见表5-10。

表 5-10　幼儿进餐前照护工作流程与规范要求

流程	规范要求
餐前教育	1. 餐前 15～20 分钟，组织幼儿进行相对安静的活动。 2. 为幼儿介绍当日菜品和相关信息。 3. 对进餐存在问题的幼儿进行鼓励和引导教育。
餐前如厕盥洗	餐前 10 分钟，组织幼儿有序规范地如厕、盥洗。
教师自我清洁	在进行餐前照护前，应用洗手液或肥皂和流动水清洗双手，更换工作服，穿戴围裙，佩戴口罩。
餐前环境创设	1. 物品准备齐全，如桌面餐巾、备餐桌、餐具、擦嘴巾（纸巾）等，摆放有序，符合卫生要求。 2. 应根据季节和气温变化调节室温。冬季一般以 20℃ 为宜，夏季一般以 28℃ 为宜。 3. 适当播放舒缓、轻松的音乐，营造愉快的用餐氛围。
餐桌清洁	1. 操作准备：清水抹布、消毒抹布、消毒液、清水、橡胶手套。 2. 餐前用清水抹布擦去桌面的浮灰、污垢，可按从上到下、从左到右的顺序擦拭，翻转抹布后再擦拭桌子四周的边沿；用半干湿的消毒抹布按上述顺序擦抹；消毒液作用 20 分钟后，用清水再擦拭桌子一次，消除残留的消毒液。 3. 餐前清洁、消毒餐桌时，要按"一遍清水→一遍消毒液→一遍清水"的顺序进行擦拭。
餐具分发	1. 按当天出勤实际人数准备餐具，将餐具放置到指定位置（每张餐桌上放一个空盘，以便幼儿放骨头、鱼刺和其他食物残渣）。 2. 根据幼儿年龄提供不同的餐具。为小班幼儿准备勺子，为中班幼儿准备勺子和筷子，为大班幼儿准备筷子。 3. 组织并指导中大班幼儿准备、摆放餐具。
食物分发	1. 从儿童灶领取幼儿餐点。 2. 将餐点根据"菜品→主食→汤"的顺序摆放，准备双份取餐工具（勺子/夹子），幼儿根据指定路线自主取餐。 3. 为幼儿介绍食物信息。 4. 取餐量根据幼儿年龄特点，按照带量食谱进行首次到量取餐，随后可根据幼儿个体差异进行加餐。 5. 幼儿根据取餐先后次序，随取随吃；夏季注意饭菜温度不宜过高，冬季注意饭菜保温。 6. 为有特殊需要的幼儿（过敏儿、营养不良儿、病后初愈儿）准备代餐。

【小提示】

幼儿分餐的注意事项：

（1）幼儿取餐时，注意营养均衡、不洒饭。

（2）取餐前要做好"三白"；用洗手液及流动水按照七步洗手法洗手；餐点要求冬季保温、夏季降温，所有餐点加盖防尘。

（3）操作过程中，保育员的手不能接触幼儿的食物和碗口。

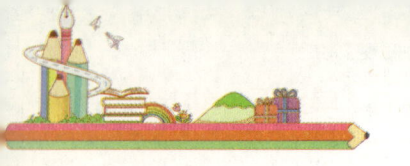

知识拓展

幼儿回应性喂养

世界卫生组织和联合国儿童基金会（UNICEF）在其喂养指南中提倡回应性喂养。回应性喂养是一种主动性的喂养方式，主张在喂养过程中注重幼儿与照护者之间的互动情况，关注幼儿进食过程中反馈的信息，并且要求照护者以支持、偶然和适当的方式对幼儿的反馈信息作出迅速反应。

1.回应性喂养的5项标准

（1）要求由照护者直接喂养幼儿或为能够进行自我喂养的年长幼儿提供进食帮助，并对幼儿的饥饿和饱腹信号保持敏感。

（2）喂养过程要舒缓有耐心，多使用鼓励而不是强迫的方式帮助幼儿进食。

（3）如果幼儿拒绝进食某种食物，照护者应该尝试提供不同搭配、味道、口感的新食物。

（4）如果幼儿在进食时容易失去兴趣，照护者应该降低其他与进食无关的干扰。

（5）喂养过程是幼儿学习和感受爱的过程，照护者在喂养过程中应该注意与幼儿互动和目光交流。

2.回应性喂养的促进策略

（1）积极喂养：喂养时照护者要与婴幼儿进行交谈和目光接触，对预期的喂养行为进行明确沟通，及时回应幼儿的饥饿和饱腹信号，直接喂养幼儿或协助幼儿进行自我喂养。

（2）喂养过程：缓慢、有耐心地鼓励幼儿进食，杜绝强迫喂养的方式。

（3）饮食行为：幼儿照护者及其他家庭成员都应选择健康的食物和进食方式。

（4）喂养食物：照护者所提供的食物必须是健康、美味、适龄的。

（5）喂养环境：环境舒适无过多干扰，幼儿进食姿势舒适且尽量与照护者面对面以方便照护观察，根据一个可预测的时间表安排幼儿的喂养时间，每次喂养最好选择固定的时间和地点。

（6）应对拒绝进食：采用不同的食物组合、口味和口感或使用不同方式喂养幼儿，如结合游戏和互动。

3.特殊情况下回应性喂养

（1）幼儿身体不适时：慢慢地、耐心地喂养，为有吞咽困难的幼儿提供流食或软食。

（2）疾病恢复期：以应对幼儿日益恢复的食欲为主，每餐提供更多的食物。

（3）当幼儿拒绝进食时：寻找能够引起幼儿兴趣的替代食物，将食物做成不同的形状，进行游戏互动，避免幼儿单独进食。

（4）当幼儿食欲下降时：温和耐心地喂养，给幼儿最喜欢的食物，提供更多的喂养机会，少食多餐。

儿童早期发展受养育照护的影响极大，回应性喂养有助于幼儿获取营养，也有助于幼儿各种能力和良好习惯的形成。

任务活动二　幼儿进餐中的照护

一、进餐中照护工作任务与内容

（一）幼儿进餐中行为要求

进餐行为主要由幼儿自主完成，因此幼儿应掌握相应的进餐中的行为，才能保证进餐较为顺利地完成（见表5-11）。

表5-11　幼儿进餐中行为要求

行为类别	小班（3～4岁）	中班（4～5岁）	大班（5～6岁）
进餐技能	身体靠紧桌子，一手扶好餐具，一手拿勺子或筷子，一口饭一口菜地吃，可根据需要喝汤。	已掌握基本的进餐技能，不掉落饭菜。	熟练掌握进餐技能，能饭菜搭配着吃。
进餐习惯	在教师提醒下能安静、认真地进餐，较少挑食偏食，不剩饭。	能安静、认真地进餐，不挑食偏食，不剩饭，不吃汤泡饭。	能安静、自主用餐，不挑食偏食，不剩饭剩菜，能细嚼慢咽。
添饭表达	教师询问时能表达清楚是否还需要添加饭菜。	能主动举手表达添加饭菜的需求。	能主动表达添加饭菜的需求和分量。
进餐环境	知道将残渣放在渣盘里，碗沿、地面掉落饭菜较少，桌面基本干净。	能将残渣放在渣盘里，能基本保持碗、桌面、地面三清洁。	能将残渣放在渣盘里，保持碗、桌面、地面三清洁。
进餐时间	在教师的帮助下基本能在30分钟内进餐完毕。	在教师的提醒下大多能在30分钟内进餐完毕。	能自主在30分钟内进餐完毕。
餐具送回	在教师提醒下能将餐具送回指定位置。	能将餐具送回指定位置。	能将餐具送回指定位置并放置整齐。

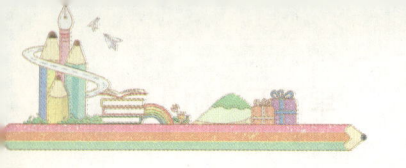

（二）进餐中照护工作内容与要求

1. 帮助幼儿掌握进餐技能，提升自理能力

教师在进餐照护中应引导幼儿学会正确的餐具使用方法、进餐时正确的姿势，如进餐时身体应靠近桌子，双脚放平，一手扶餐盘，一手拿勺子或筷子（见图5-6）；引导幼儿细嚼慢咽，不用手抓饭抓菜，要一口饭一口菜地吃，将所有食物都吃完咽下后再离开餐桌；进餐时不大声说笑，以免因噎呛而发生危险；指导幼儿学习吃带壳、带皮、带核、有骨头的食物的方法与技巧，并将食物的皮、壳、骨头等残渣放入空盘中；坚持少量多次的原则，根据自己的需求添饭。掌握相应的进餐技能有助于提升幼儿的生活自理能力，为其将来生活和适应社会打下基础。

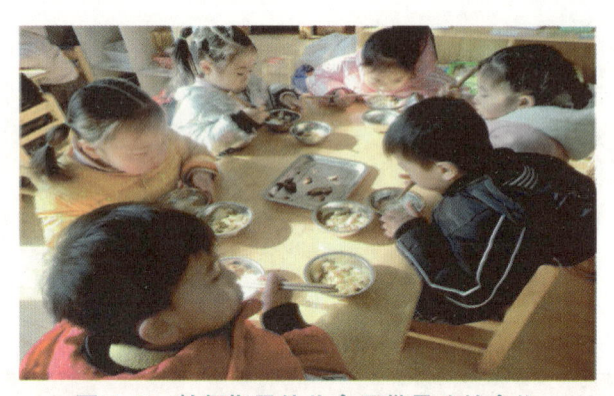

图5-6　教师指导幼儿食用带骨头的食物

2. 培养幼儿良好的进餐习惯和文明的进餐行为

教师在进餐照护中也应注意培养幼儿养成好的进餐习惯。当个别幼儿在进餐时出现挑食、偏食、拒食现象时，教师要了解原因，针对实际情况，采用多种形式正面引导，既不简单训斥、强行硬塞，也不随意迁就，逐步培养幼儿不挑食的习惯；当幼儿不挑食时，要及时表扬、鼓励。但需要注意的是，对于因身体等原因而不能食用某些食物的幼儿，应给予尊重。进餐中教师适时的关注和指导，有助于幼儿用餐技能提高，养成良好进餐习惯（见图5-7）。

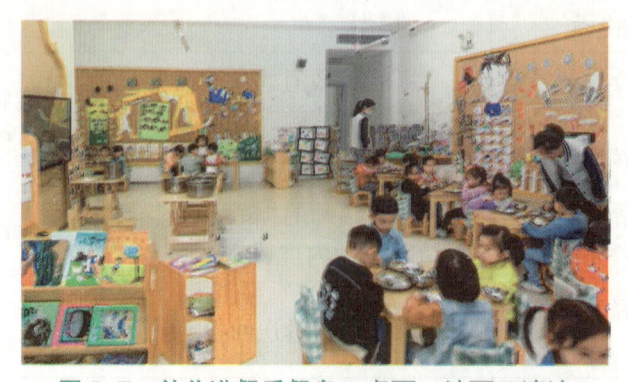

图5-7　幼儿进餐后餐盘、桌面、地面三清洁

进餐是健康的需要，进餐也是文明的生活习惯的表现。教师应逐渐培养幼儿餐前洗手、餐后擦嘴、漱口，咀嚼不出声，进餐时不敲碗筷、不洒饭菜、节约粮食，餐后将用过的餐具分别有序放在指定的地方等文明进餐行为（见图5-8）。

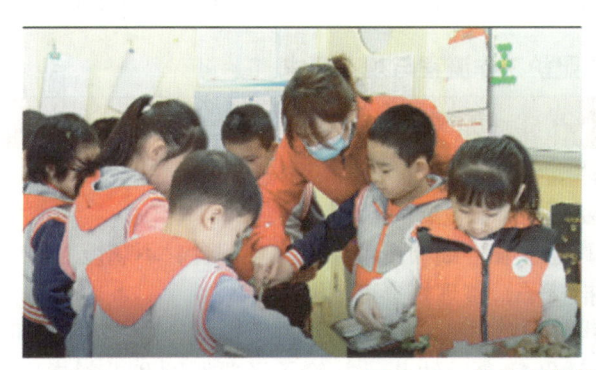

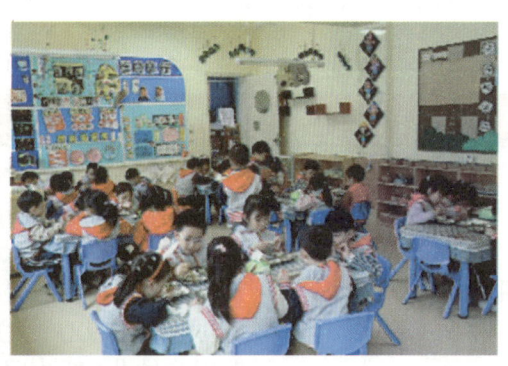

图 5-8　幼儿安静就餐，教师巡视

3. 观察幼儿进餐过程，为有需要的幼儿提供帮助和指导

教师在进餐照护中也应细心观察记录幼儿的进餐过程，及时制止幼儿可能出现的危险或不好的行为，也可以更加细致地向家长反馈幼儿的进餐行为，家园合作帮助幼儿改进进餐行为。幼儿进餐中出现的较为普遍的问题，可作为后续教学活动的内容。对于进餐中幼儿需要帮助的情况，教师应及时发现并提供帮助，如幼儿挑食、进餐缓慢或需要添饭菜等。

4. 关注幼儿进餐环节中的突发状况并及时处理

幼儿进餐环节中还会出现较多的突发状况需要处理，如幼儿的饭菜不小心洒到身上或地面，这时教师应及时为幼儿更换衣物，查看是否有烫伤，然后清理被打翻的饭菜，为幼儿重新盛饭菜（见图5-9）。如果吃东西太急被呛着或噎着，被骨头或残留的鱼刺卡着，教师应视情况的危险程度决定是帮幼儿轻拍咳出食物，还是采用海姆立克急救法，或前往保健室或拨打急救电话等措施。如果是地面有汤渍导致幼儿滑倒摔伤，应及时查看伤口并进行处理，还应马上移开危险物、清洁干净地面。如果是吃饭过程中幼儿报告说尿了或拉了，教师应马上为幼儿更换衣物，再让幼儿继续进餐。总之，面对进餐中出现的突发状况，教师都应以救助和保护幼儿为第一位，确保幼儿的健康安全。

海姆立克急救法

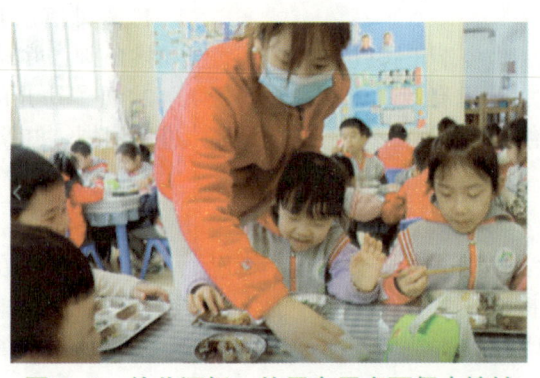

图 5-9　幼儿洒饭，使用专用桌面餐巾擦拭

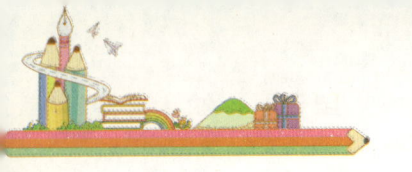

二、进餐中照护工作流程与规范要求

进餐中的照护是帮助幼儿形成独立进餐能力、养成良好进餐习惯的重要辅助工作，分为关注和帮助幼儿进餐、观察幼儿进餐情况、为幼儿添加饭菜三个环节，具体见表5-12。

表5-12 幼儿进餐中照护工作流程与规范要求

流程	规范要求
关注和帮助幼儿进餐	1. 提醒幼儿进餐时身体应坐直，靠紧桌子，一手扶好餐具，一手拿勺子或筷子，饭菜交替吃，可根据需要喝汤，不吃汤泡饭。 2. 提醒幼儿安静、认真地进餐，细嚼慢咽，不挑食偏食，不剩饭。 3. 提醒幼儿离座时轻推椅子，整理好桌面。 4. 对进餐不专心、大声说笑、左顾右盼的幼儿进行提醒，关注特殊体质幼儿、进餐困难幼儿、身体不适及病愈后幼儿，并给予必要照顾和进餐指导，但不能完全包办代替。
观察幼儿进餐情况	观察记录幼儿进餐情况，共性问题采用教学活动和生活活动帮助幼儿改进，个性问题教师单独引导，可根据情况需要开展家园合作。
为幼儿添加饭菜	1. 为主动举手添加饭菜的幼儿添加饭菜。 2. 挨桌询问是否有幼儿需要添加饭菜。 3. 坚持少量多次的原则，教师也应根据幼儿平时的饭量和当餐进餐量确定是否再添，避免幼儿因对自己喜欢的食物进食过多而导致积食。

【小提示】

保育员在实现进餐保育目标时，可以参考表5-13中的指导语言和行为提示。

幼儿进餐中的照护

表5-13 进餐时保育员的指导语言和行为提示

年龄班	指导语言	行为提示
小班	1. 一口饭一口菜，细细嚼，慢慢咽。 2. 每一种菜都有营养，吃了身体就会健康。 3. 吃完饭别忘了要漱口。 4. 需要我帮忙吗？	1. 幼儿可根据自身需求盛汤。 2. 观察幼儿用餐情况，对体弱、能力较弱的幼儿给予关心和帮助。 3. 纠正幼儿不良的进餐习惯，鼓励幼儿样样都吃。
中班	1. 椅子放平不乱摆，坐姿端正脚放平。 2. 勺子筷子不乱敲，嘴里有饭不说话，一口饭一口菜，合上嘴巴细细嚼。	1. 通过演示和提醒，幼儿自主剥虾、去骨和挑鱼刺，并对个别幼儿给予帮助和指导。 2. 观察幼儿的用餐情况，纠正幼儿不良的进餐习惯，知晓幼儿的发展现状。 3. 待幼儿进餐全部结束后整理桌面、地面。
大班	1. 今天吃了几种菜？ 2. 嘴里有饭不说话，一口饭一口菜，合上嘴巴细细嚼。漱漱口，擦擦嘴，文明进餐做得好。 3. 看看你的桌面和地面干净吗？不干净应该怎么做？	1. 观察幼儿的用餐情况，纠正幼儿不良的进餐习惯，知晓幼儿的发展现状，寻找对策。 2. 待幼儿进餐全部结束后整理桌面、地面。

> **知识拓展**
>
> **不同季节的进餐保育重点**
>
> **1. 冬季**
>
> 注意进餐环境的防寒保暖；保证供应热饭、热菜、热汤；让体弱、进餐较慢的幼儿先进餐，要采取多鼓励、多表扬、适当帮助的方法，使每一个幼儿都能愉快地吃完热饭、热菜、热汤，避免发生有的幼儿到最后因摄入冷的食物而引起胃部不适等情况。
>
> **2. 夏季**
>
> 注意饮食卫生；创设通风状况良好、室温适宜的就餐环境；对个别胃口不好的幼儿，不能采取硬塞的措施，而应该根据幼儿情况采取相应的对策。
>
> 幼儿进餐流程

任务活动三　幼儿进餐后的照护

一、进餐后照护工作任务与内容

（一）幼儿进餐后行为要求

进餐后幼儿将餐具放到指定位置，漱口、擦嘴、洗手，搬好小凳子到指定区域活动，不影响其他幼儿进餐，行为要求见表5-14。

表5-14　幼儿进餐后行为要求

行为类别	小班（3~4岁）	中班（4~5岁）	大班（5~6岁）
餐后清洁	在教师的指导下，学习用正确的方法漱口、擦嘴，并将餐具放到指定位置。	能自主漱口、擦嘴，并将餐具放到指定位置。	能用正确的方法漱口、擦嘴，并将餐具放到指定位置。
餐后整理	在教师的提醒下能捡起桌椅和地面残留的饭菜，大致擦一下污渍。	在教师的指导下进行餐具、桌椅、地面等餐后环境的清洁、整理工作。	自主将餐具、桌椅、地面清理干净并放置整齐。

续表

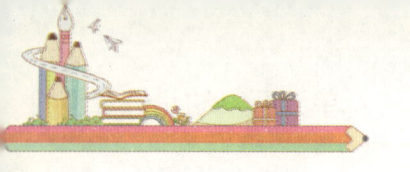

行为类别	小班（3~4岁）	中班（4~5岁）	大班（5~6岁）
餐后活动	先用完餐的幼儿可在教师的指引下选择开展安静的活动。	先用完餐的幼儿能选择开展安静的活动。	先用完餐的幼儿能自主、有序地选择开展安静的活动。

（二）进餐后照护工作内容与要求

1. 督促幼儿做好餐后清洁工作

教师在进餐后照护中应保证每个幼儿进餐后正确漱口，既能清洁口腔、保护幼儿牙齿，也能避免幼儿嘴里包着食物留下安全隐患。幼儿漱口时，要让其学会讲秩序和等待，注意环保，不弄湿地板（见图5-10）。餐后擦嘴是保证个人卫生的重要方式，应引导幼儿正确进行餐后擦嘴，不浪费纸。

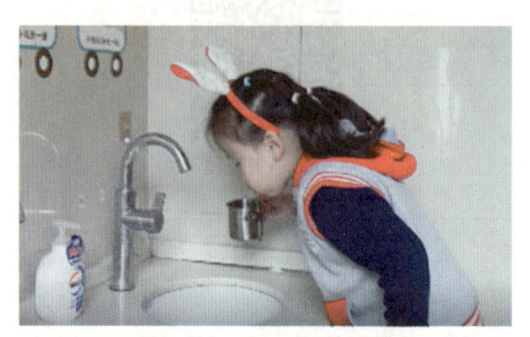

图 5-10　幼儿餐后漱口

2. 合理组织餐后活动

餐后应为幼儿创设愉快轻松的氛围，安排一些安静、运动量较小的活动，既能帮助幼儿消化，又能为午睡营造良好情绪。可以安排走线、餐后散步、餐后自主阅读、桌面游戏等活动，不宜组织幼儿玩大型玩具、奔跑嬉戏或进行剧烈运动等。

3. 餐后服药

幼儿的餐后服药工作应由专门的教师负责，其他教师可尽提醒之责，以免混乱。服药时应注意家长交代的注意事项，若早上和中午吃的不一样要注意区分。不同幼儿的药物一定不能搞混。服药时间应根据医嘱，若需餐后服用要注意是餐后多长时间才可服用。教师为幼儿准备好对应的药物，待幼儿吃下后再让幼儿离开。服药时不要营造紧张的氛围，若幼儿不想吃药，教师可采用鼓励、讲道理、树榜样等方式引导幼儿服药。

二、进餐后照护工作流程与规范要求

进餐后的照护工作主要有督促幼儿餐后清洁、餐后活动组织、餐后服药、餐后环境整理、餐具处理五个环节，具体见表5-15。

表 5-15 幼儿进餐后照护工作流程与规范要求

流程	规范要求
督促幼儿餐后清洁	1. 餐后漱口的指导方法：将水含在嘴里，闭口，然后鼓动两腮（3次以上），使漱口水与牙齿、牙龈及口腔黏膜表面充分接触，利用水反复来回冲洗口腔各个部位，使牙齿表面、牙缝和牙龈等处的食物碎屑得以清除，从而达到清洁口腔的目的。 2. 餐后擦嘴的指导方法：擦嘴时，可使用擦嘴巾或一次性餐巾纸，幼儿双手捧住擦嘴巾，放在嘴唇上，双手推动纸巾，从嘴角两边向中间擦，擦完一次后对折，再擦一次。
餐后活动组织	1. 组织先进餐完的幼儿进行自主游戏，尽量不打扰还在进餐的幼儿。 2. 待所有幼儿进餐完毕，可开展散步、走线、阅读、自主游戏等相对安静的活动。
餐后服药	1. 核对幼儿服药信息，叫来幼儿准备服药。 2. 帮助幼儿准备好药物，看着幼儿服下。 3. 将剩下的药物放回原位。 4. 若幼儿吃下又吐出来了，先安抚幼儿情绪，再为其漱口。若有备用的则服用备用药物，若没有则记得跟家长沟通。
餐后环境整理	1. 餐桌清洁：用清洁抹布，以前面同样的擦桌方式完成桌面清洁擦拭。 2. 地面清洁：用湿式清扫方式，按照由里向外的顺序清洁地面，将垃圾倒入垃圾桶内，扫帚、簸箕放回原位；最后用活动室专用拖布按照由里向外的顺序清洁地面。
餐具处理	1. 餐具清洁：所有盛食物的器皿，包括餐盘、锅、盆、勺、筷、夹等先用洗洁精浸泡。用餐具专用抹布进行清洗，先洗碗口、里面和底部，再洗外侧和外底，后用流动水反复冲净。清洗完毕后，将餐具依次排列放入待消毒的盛器中。 2. 餐具消毒：将清洗干净的餐具放置消毒柜中，进行高温消毒，做到所有餐具用一次，消毒一次。消毒完毕后放进保洁箱中。 3. 餐具送回：若不需要班级自行清洁和消毒，则将餐具集中送回后勤清洁和消毒。

幼儿进餐后的照护

知识拓展

吃饭慢的幼儿可以这样引导

1. 循序渐进法

给幼儿盛饭时，有意不盛得太多太满，留一点菜和饭等到吃完再添，这样给幼儿的心理压力会小一点。幼儿吃饭后，教师及时表扬或奖励，如"丫丫小朋友真能干，竟然吃了两碗"，给予幼儿"补强"的效果。运用循序渐进的方法，使幼儿的行为得到强化而加以巩固下来。

2. 满足推进法

幼儿心灵比较脆弱，在吃饭过程中教师不应强制让他们吃完。针对幼儿挑食的情况，

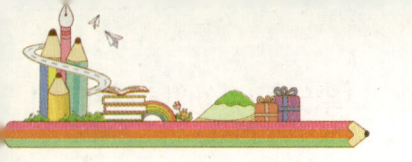

可以想办法让其先尝一点、试一试，以此来降低幼儿的抵触感。然后再采用讲解食物营养价值、榜样示范、事后奖励等方式引导幼儿逐渐增加进餐量。实践证明，满足推进法对进餐慢幼儿很有效果。

3. 激励表扬法

利用活动室环境，如进餐评比角，对幼儿吃饭进行鼓励与刺激。每周评选"吃饭好宝宝"，谁进餐习惯好，谁就登得高，以此激励幼儿独立吃完自己的一份饭菜。这对幼儿有很大的鼓励作用。

4. 交流沟通法

现在有些独生子女在家没有养成独立进餐习惯，教师应积极与家长沟通，引导家长培养幼儿的自理能力，用平等、科学、实用的方法指导家长，让家长重视培养幼儿进餐的习惯。如：利用开设讲座、大手牵小手活动，帮助家长提高对幼儿进餐重要性的认识，掌握一些应对幼儿进餐问题的技巧和方法，协助教师一同培养幼儿良好进餐习惯。

思考与练习

1. 进餐照护的价值主要有哪些？
2. 你认为进餐前、进餐中和进餐后最重要的照护要点是什么？
3. 请列举 2~3 个你在幼儿园见习中发现的幼儿进餐中存在的难题以及教师的处理方式。如果是你，你会怎么处理？
4. 幼儿存在挑食现象，你会如何在生活中引导幼儿？
5. 案例分析：45 个初中生，39 个不会剥鸡蛋。

8 月 30 日是新生入学的第一天，按照惯例学生吃的都是统一配送的早餐。当快餐公司开始收餐盒的时候，郑老师发现很多餐盒还很重，好像没有吃完，就打开看看。这一看，他发现很多孩子都没有吃鸡蛋。郑老师说："如果孩子不吃鸡蛋，送餐公司就会当垃圾处理掉。贫困地区的孩子可能一个月也吃不上鸡蛋，自己的学生就这么浪费了，绝对不行。"郑老师仔细统计后，发现全班 45 个孩子，只有 6 个孩子吃了鸡蛋。当郑老师挨个询问孩子们为什么浪费粮食，不吃鸡蛋的时候，他发现了一个更严重的问题：不是孩子不想吃鸡蛋，是孩子不会剥鸡蛋。于是郑老师硬是把语文课改为了鸡蛋知识普及课程，用一节课让班里所有的学生掌握了剥鸡蛋的技巧。9 月 1 号，郑老师在检查餐盒的时候，发现每个学生都吃得干干净净，鸡蛋一个也没有剩下。

你觉得进餐等生活自理能力的培养对幼儿发展有什么价值？教师和家长应如何培养幼儿的进餐能力？

单元六　幼儿饮水照护

情境导入

情境1：早上入园时，有的家长来到教师面前说："老师，麻烦您让我的孩子多喝点水。"下午离园时，有些家长一接到孩子，就拿出事先准备好的白开水或各种饮料让孩子喝。

情境2：在幼儿园，教师经常提醒幼儿喝水，而忘记自己也需要补充水分。有一次在盥洗时，我又开始不断地提醒"洗好手的小朋友喝水"，结果有位调皮的男孩子跑过来一本正经地说："老师，你自己怎么不喝水呢？""是啊，我自己怎么忘记喝水啦？"于是我拿着水杯和孩子们一起排队等待接水。孩子们看见我排队，也纷纷排起队来，接完水后刚要喝，那位小朋友又说："老师，我和你干杯吧！"这是多好的主意！于是我们一起干杯，把水喝完了。接下来，其他小朋友也有样学样，举起杯来，大家喝得其乐融融。

讨论：

1. 家长最关心的是孩子在幼儿园能不能吃好，能不能喝足够的水，孩子渴了怎么办。教师应该如何跟家长沟通，有效开展家园配合，培养幼儿良好饮水习惯？

2. 怎样让幼儿在喝水环节中学会自主，学会谦让，科学饮水？教师应该如何正确处理？

知识导图

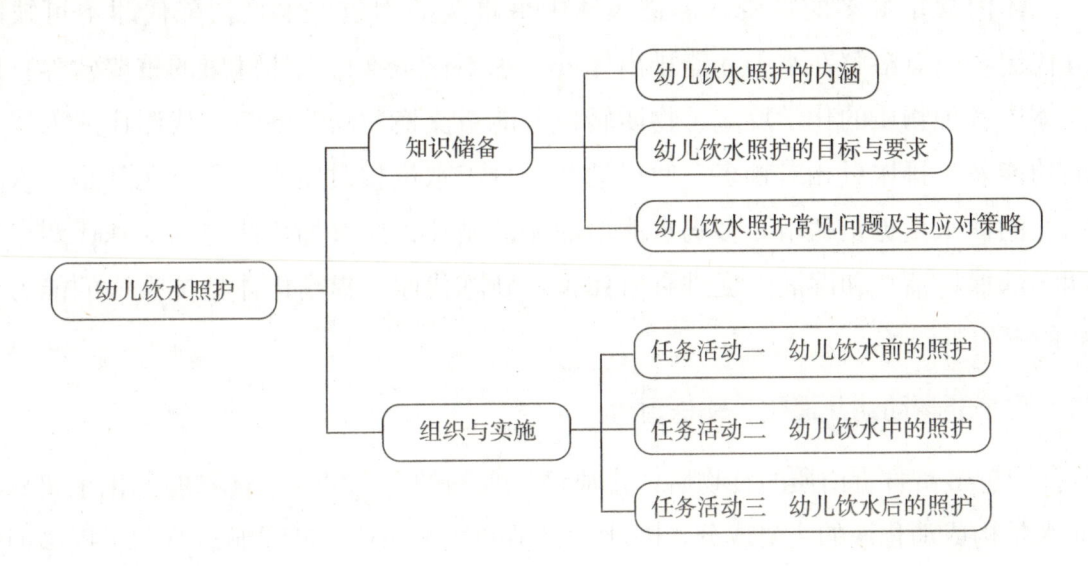

幼儿饮水照护
- 知识储备
  - 幼儿饮水照护的内涵
  - 幼儿饮水照护的目标与要求
  - 幼儿饮水照护常见问题及其应对策略
- 组织与实施
  - 任务活动一　幼儿饮水前的照护
  - 任务活动二　幼儿饮水中的照护
  - 任务活动三　幼儿饮水后的照护

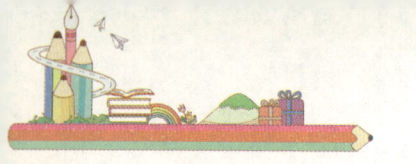

学习目标

1. 熟知饮水对幼儿身体成长的重要意义,理解幼儿饮水照护对幼儿健康成长的重要价值。
2. 掌握不同年龄段幼儿对水的需求量。
3. 熟练掌握幼儿饮水照护工作常规,在日常生活中培养幼儿良好的饮水习惯。
4. 能分析和描述幼儿饮水环节的不同情况,纠正幼儿不良的饮水习惯,有效做好个别幼儿指导。
5. 通过对饮水照护环节的学习和实践,树立尊重幼儿、理解幼儿和关爱幼儿的职业意识,提高解决问题的实践能力。

知识储备

一、幼儿饮水照护的内涵

水是人体维持生命不可缺少的物质,是人体重要的组成部分,幼儿体内含水量较成人多,年龄越小体液占体重的比例越大。幼儿身体中的水分约占其体重的80%,如果失去了20%的水分,就会危及生命。幼儿的新陈代谢要比成人旺盛,因此需要补充充足的水分。幼儿每天的喝水量是否适宜,能否主动地喝白开水,都会直接影响幼儿身体的正常发育和健康成长。

(一)饮水有助于参与代谢,增强机体的抵抗力

水是人体内含量最多的物质,也是人体中最重要的物质。水是新陈代谢不可缺少的物质,部分代谢物只有溶解在水中才能排出体外。水不仅是维持人体健康的重要营养物质,而且参与人体内各种物质的化学反应、物质转换及能量交换。幼儿的新陈代谢比成人快,加之肾脏浓缩功能差,排尿量相对较多,使得幼儿每日需水量相对比成人多,尤其是进入炎热的夏季,幼儿的饮水量更是猛增。多喝水能增加血液循环,能够加快体内的新陈代谢,充足的饮水使咽喉部保持清洁和湿润,促进有机体正常新陈代谢,提高机体抵抗疾病的能力,从而减少疾病的发生。

(二)饮水能帮助幼儿消化,输送营养

幼儿食用过多富含蛋白质的食物后,排泄这些食物的需水量大;食物的消化主要靠消化液完成,而水是构成消化液的主要成分。因此,充足的饮水保持排便通畅,有助于提高消化吸收能力和输送营养,有助于幼儿的生长发育。

二、幼儿饮水照护的目标与要求

（一）幼儿饮水照护的目标

（1）培养幼儿养成良好的饮水习惯。

（2）能正确指导幼儿饮水。

（3）掌握不同年龄阶段幼儿饮水需要注意的问题。

（二）幼儿饮水照护的要求

水是人体在生长过程中不可缺少的重要成分，因此，要正确引导幼儿了解喝水的基本常识及喝水对身体健康的重要性，让他们喜欢喝白开水，能做到根据自己身体的需要主动、适量、安静、有序地喝水，养成良好的喝水习惯，以满足身体健康的需要。

幼儿园的饮水是幼儿一日生活中非常重要的环节，幼儿在喝水环节呈现出的状态成为衡量班级保教质量的显性指标之一，教师要为幼儿提供良好的饮水环境、建立规范的饮水流程、加强有效照护与指导，培养幼儿良好的饮水习惯。具体包括以下三方面：首先，为幼儿提供良好的饮水环境和设施，准备温度适度（30℃左右）的白开水（见图6-1），观察盥洗室的地面是否干燥，为幼儿喝水提供安全、卫生的环境。其次，加强饮水过程巡视与照护，随时提醒幼儿安静喝水，把握喝水时机，准确把握幼儿的喝水量。再次，注重个体差异，少量多次，一日活动中幼儿需要喝水时，随时给水喝，保证班上始终有开水，并及时提醒。幼儿饮水常规要求见表6-1。

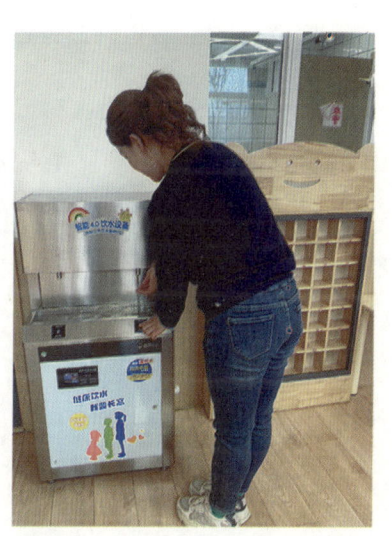

图6-1 准备水温适宜的白开水

表6-1 幼儿饮水常规要求

小班（3～4岁）	中班（4～5岁）	大班（5～6岁）
1.在教师指导下能排队接水。 2.在教师指导下知道取放水杯、接水、饮水的正确方法。 3.喜欢饮用白开水，不喝饮料。 4.口渴时能向教师表达喝水需求，养成按需喝水的习惯。	1.能正确取放水杯、接水、饮水，保持水杯清洁。 2.能主动有序排队接水，不打闹玩耍。 3.常喝白开水，不喝饮料。 4.特殊情况下能及时喝水，养成按需喝水的习惯。	1.正确取放水杯、接水、饮水，保持水杯清洁。 2.饮水时能保持桌面不留水渍，不故意将水洒在桌面上。 3.坚持主动饮用白开水，不喝饮料。 4.经常主动按需饮水。

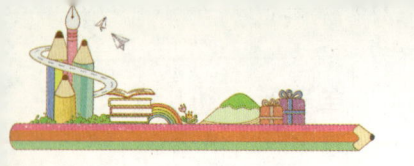

三、幼儿饮水照护常见问题及其应对策略

幼儿饮水常见问题主要有：幼儿饮水量不足；幼儿不喜欢喝白开水，主动喝水意识淡薄；幼儿饮水活动中教师没有及时指导等。幼儿饮水照护常见问题及其应对策略见表6-2。

表6-2 幼儿饮水照护常见问题及其应对策略

常见问题	原因分析	应对策略
幼儿饮水量不足	1. 饮水次数。 2. 饮食结构。 3. 饮水习惯。	1. 和幼儿玩喝水游戏。拿来两个杯子，杯子里倒入水，一个杯子给幼儿，另外一杯自己喝，然后与幼儿做"干杯"游戏。玩游戏过程中，要注意多鼓励，适时地夸奖幼儿，慢慢让幼儿喜欢上喝水。 2. 创设良好的饮水环境，张贴生活小标识，通过环境暗示引导幼儿养成良好喝水习惯。 3. 发挥教师和同伴的榜样作用。
幼儿不喜欢喝白开水，主动喝水意识淡薄	1. 喝水意识。 2. 喝水观念。 3. 缺乏科学饮水知识。	1. 培养幼儿定时喝水的习惯。 2. 通过多种途径让幼儿认识到水对生命的重要性。 3. 开展主题活动，培养主动喝水的意识。比如，通过视频、图片、儿歌、集体讨论、游戏等形式让幼儿知道喝水的好处；开展科学活动"小便的颜色"，从幼儿熟悉的生活了解喝水的重要性。 4. 营造喝水的游戏氛围，让幼儿爱上喝水。
幼儿饮水活动中教师没有及时指导	1. 饮水能力。 2. 饮水习惯。 3. 常规养成。	**小班：** 1. 通过示范练习等方式引导幼儿学习正确地使用口杯，对个别不会用口杯的和容易洒水的幼儿多加关注，进行个别指导。 2. 用饮水记录表激发幼儿喝水兴趣。 3. 通过示范图示引导等方法，让幼儿明确接水。 4. 注意观察幼儿喝水的表现，并及时给予解答指导。 **中大班：** 1. 制订喝水记录表，科学统计喝水量，激发幼儿主动喝水的兴趣。 2. 开展谈话活动。让幼儿了解喝水的注意事项，避免呛水。 3. 保教人员根据喝水记录，及时提醒幼儿喝水，保证每个幼儿都喝足量的水。

知识拓展

幼儿长期不爱喝水，其身体会处于一种缺水的状态，这对幼儿的身体健康是非常不利的，因此教师一定要引导和监督幼儿喝水（见表6-3）。

表 6-3 幼儿缺水症状

分类		表现
缺水症状（研究发现，在自然情况下发生脱水的幼儿，其听觉、语言和图像识别能力都有降低的倾向，缺水会降低幼儿的认知能力）	便秘	摄取食物后，食物中的营养素被人体吸收，剩下的残渣被慢慢压缩后移动到大肠。如果体内水分不足，大便在通过小肠和大肠时，会变得又硬又圆，而且缺少润滑剂，其移动速度将变得缓慢，这样就出现了便秘。
	尿液变黄	随着血压下降和身体组织缺水，脱水者的肾脏会浓缩尿液甚至阻止尿液产生。尿液浓度随之增加，其颜色也会逐步加深，严重时呈深黄色甚至琥珀色。
	感觉过热	水在调节体温方面发挥着关键作用。一旦感觉过热，身体就会通过出汗降低体温，而身体一旦脱水，就会停止出汗并出现身体过热现象。
	体臭	清除体内毒素是皮肤的功能之一。皮肤就像筛孔很细的筛子。当水分通过这些筛孔蒸发时，体内废弃物会随着水分一同排出体外。废弃物散发出令人不快的气味，水分不足将提高其浓度，使体臭加剧。

组织与实施

任务活动一　幼儿饮水前的照护

一、饮水前照护工作任务与内容

幼儿饮水前的准备是保证幼儿喜欢饮水、有序顺利饮水的前提和基础，教师可以利用班级中的生活标志，如饮水有序排队标志、每人专用水杯标志等，帮助幼儿尽快了解饮水环节的一些基本规则；可以把幼儿饮水步骤贴在接水处的墙上，教会幼儿正确的饮水方法；还可以在饮水前对幼儿进行温馨小提示，提醒幼儿有序饮水，正确饮水，饮水时不打闹、不浪费。

（一）幼儿饮水前行为要求

根据《3~6岁儿童学习与发展指南》相关内容，幼儿饮水行为要求见表6-4。

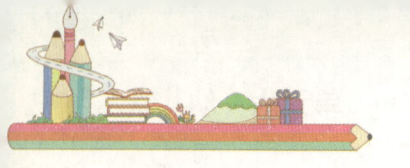

表6-4 幼儿饮水行为要求

小班（3～4岁）	中班（4～5岁）	大班（5～6岁）
愿意饮用白开水，不贪喝饮料。	常喝白开水，不贪喝饮料。	主动饮用白开水，不贪喝饮料。
行为类别	1. 让孩子爱上喝水，了解到喝水的重要性。 2. 知道正确拿水杯的方法，保持水杯的清洁，口渴时能主动接水喝，尽量避免将水洒出杯子。 3. 知道喝水时要主动排队，学会等待，不推不挤，不催促，接好水后马上到座位上喝水。 4. 喝完水后，轻轻将杯子放到指定的位置，不可拿在手上玩耍。	

（二）饮水前照护工作内容与要求

1. 提供饮水条件，创设良好环境

在幼儿园内，每个班级都配备了饮水机或保温桶，有温度适宜的温开水，做到随用随供应。每个幼儿都会配备一个专用的、定期消毒的杯子，保育员为幼儿准备清洁、温度适宜的饮水及已消毒的水杯，并且相应地布置一些与饮水相适应的环境，提高幼儿对饮水的兴趣。每个班级创设适合本班幼儿的饮水环境，如水吧、饮饮乐、咕咚加水站等。鼓励幼儿主动饮水的同时，提醒幼儿对每日的饮水量、水杯的有序摆放等进行自我评价。还可以把饮水区布置成给小花浇水，可以让幼儿在角色扮演中喝水，让喝水融入幼儿的游戏中去，使幼儿喜欢喝水。在小班幼儿入园前为每个幼儿的口杯制作不同的标记，比如小花、太阳、草莓、樱桃等或者自己的照片（见图6-2）。

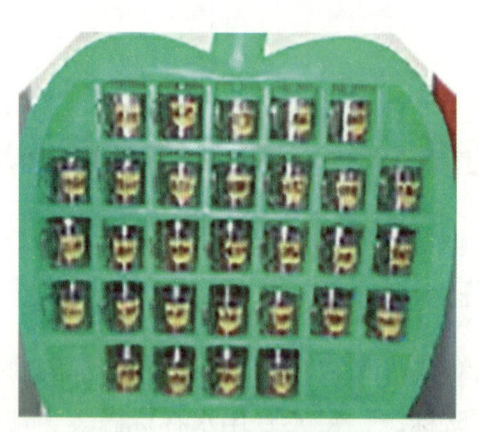

图6-2 幼儿饮水环境

2. 尝试合理分区，自定饮水规则

尝试对班级喝水空间进行合理规划，在盥洗室用不同标记或图案划分出等待区、接水区、喝水区，培养幼儿有序喝水的习惯。在幼儿饮水区域张贴饮水小标识，在喝水区张贴合适的接水量，通过图片的形式告诉幼儿每次接水该接多少，在幼儿排队接水的时候，用间隔一定距离的小脚丫或小圆点提示幼儿，以免发生拥挤。引导幼儿讨论、自定喝水规则，使幼儿愿意遵守喝水规则，引导幼儿自己讨论班级的饮水公约，制定班级饮水规则。"什么时候喝水？""每

天喝多少水？""喝水的时候需要注意什么？"通过区域的合理划分，帮助幼儿养成自我管理意识，逐步建立良好的喝水习惯。

3. 定时饮水，保证饮水量

幼儿的特点是兴奋过程强于抑制过程，活泼好动，注意力不集中，喜欢做自己的事情。所以，每天要安排幼儿定时喝水。最佳喝水时间是早上起床后、晚上睡前半小时以及上午10点、下午三四点左右（见图6-3）。根据《托儿所幼儿园卫生保健工作规范》的要求："托幼机构应当为儿童提供符合国家《生活饮用水卫生标准》的生活饮用水，保证儿童按需饮水。每日上、下午各1~2次集中饮水，1~3岁儿童饮水量为50~100毫升/次，3~6岁儿童饮水量为100~150毫升/次，并根据季节变化酌情调整饮水量。"

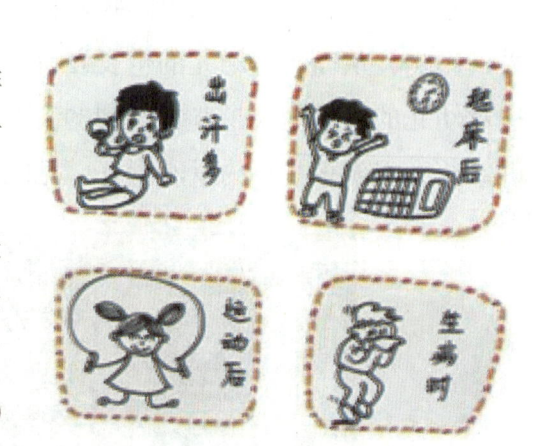

图 6-3 幼儿饮水时间

为了保证幼儿的喝水量，刚开始教师亲自监督，幼儿适应后，可以让幼儿互相监督，慢慢地帮助幼儿养成自觉的行为（见表6-5）。

表 6-5 幼儿园喝水时间表

入园前	家长送孩子上幼儿园离家之前，给幼儿喝约200毫升适温的白开水，一是起到清理肠道的作用，二是补充身体所需水分。
早餐	早餐尽量多安排豆浆、牛奶、稀粥等，易于幼儿补充水分。中晚餐汤的安排上注意营养、清淡、量足，保证每位幼儿的饮用。
上午户外活动	上午户外活动前15分钟（9:40左右），组织幼儿每人喝100~200毫升适温的白开水，以幼儿年龄（3~6岁）不同确定饮用量，为活动储备水分。 户外活动回教室15分钟后（10:40左右），组织幼儿每人喝100~200毫升适温的白开水，幼儿由于活动大量排汗，需要补给水分。
下午起床	下午起床10分钟后（2:30左右），组织幼儿每人喝100~150毫升适温的白开水，也是及时补充幼儿所需，同时为户外活动储备水分。
下午户外活动	户外活动回教室15分钟后（3:40左右），组织幼儿每人喝100~200毫升适温的白开水，为活动结束大量排汗补充水分。
离园前	离园前幼儿自主选择喝水，幼儿园要准备足够的、卫生的温开水。

4. 结合实际，随渴随喝

由于气温不同，幼儿活动量大小不一样，饮食结构、身体状况也不一样，定时喝水未必能满足所有幼儿对水的需要，他们随时有渴的可能。每天上午、下午可以由教师安排集体喝水时间，引导幼儿排队倒水，比如运动后、活动间隙。在幼儿活动中、游戏中要提醒幼儿结合实际

— 89 —

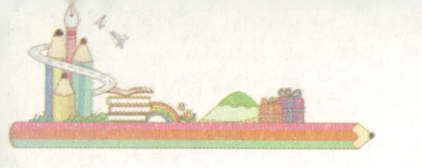

饮水，满足幼儿身体的需要。除以上集体喝水时间，一日活动中幼儿根据需要可以随时喝水，喝水时间、次数不限。幼儿园里的小水杯是"小身材、大容量"，一次可装230毫升水，但装太满容易洒出来，所以幼儿通常倒半杯水，有100~150毫升（见图6-4）。很多幼儿园让幼儿自带水杯，按需喝水，随渴随喝。饮水过量，会增加膀胱的负担，冲淡血液，使细胞的氧交换受到影响，从而影响幼儿的生长发育。如果长期不爱喝水，其身体也会处于一种缺水的状态，这对幼儿的身体健康是非常不利的。在幼儿园，除了每次喝水的提醒，各种有趣的图例也在告诉幼儿，喝水多半杯的量刚刚好（见图6-5）。

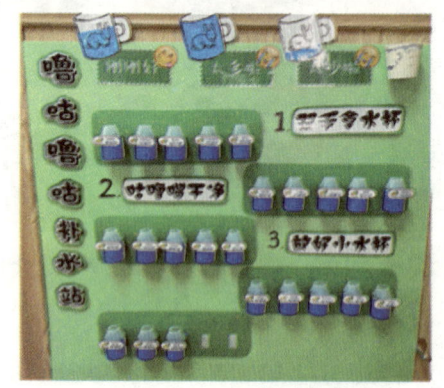

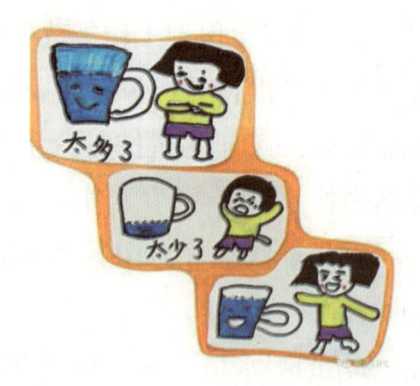

图6-4　幼儿饮水量　　　　　图6-5　幼儿饮水量动画展示

> **知识拓展**
>
> 不同年龄儿童水量表：根据《中国居民膳食指南》《中国学龄前儿童平衡膳食宝塔》《中国学龄儿童膳食指南》建议，10岁以下的儿童，每日水摄入量参考值如下：
>
> 2~3岁儿童每天饮水量建议600~700毫升；
>
> 4~5岁儿童每天饮水量建议700~800毫升；
>
> 5~7岁儿童每天饮水量建议800毫升。
>
> 这里的量指温和气候条件下、轻体力活动水平时。如果在夏季高温环境下或进行中等以上身体活动时，应适当增加水的摄入量。
>
> 蔬菜、水果的含水量为80%~96%，肉类的含水量为60%~80%，奶类的含水量为87%~90%。

二、饮水前照护工作流程与规范要求

幼儿饮水前的照护工作流程包括饮水环境准备、饮水前准备等主要环节，具体见图6-6、表6-6和表6-7。

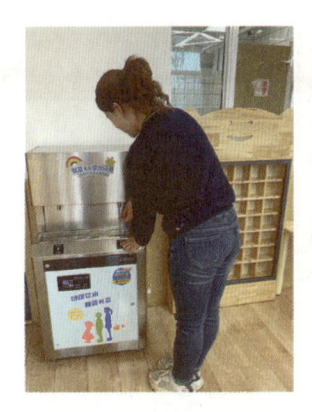

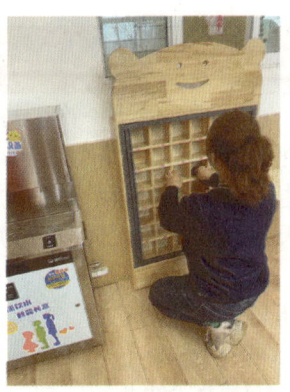

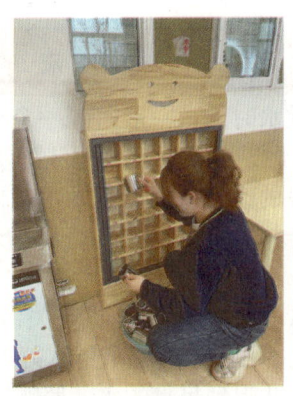

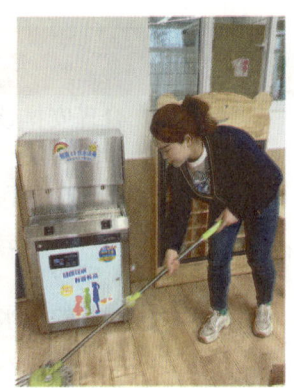

图 6-6　幼儿饮水前的照护工作流程

表 6-6　幼儿饮水前照护工作流程与规范要求

流程	规范要求
饮水环境准备	1. 放水杯的地方可以贴上幼儿照片或学号（适合年龄大的幼儿），帮助幼儿记忆杯子的位置。 2. 为了让幼儿学会排队和及时让开接水的位置，可以在饮水机前用不干胶贴一条排队的标记，并在饮水机前面贴上小脚印，表示在这儿接水。小脚印旁边贴上箭头，表示接好水后往这边走，走到座位上，幼儿的桌子应设在饮水机的旁边，但又不影响其他幼儿接水的地方。 3. 用参考物的方法教幼儿接适量的水，如先按蓝按钮，再按红按钮，水接到三指处。 4. 受年龄的影响，有些幼儿并不能主动积极地喝水，还需要教师时常督促与提醒。对于感冒发烧或身体容易出汗的幼儿，要及时提醒他喝水。对于喝水不够多的幼儿，教师可以要求他多喝几次。
饮水前准备	1. 保证饮水机有温热适宜、数量足够的饮用水。 2. 协助教师组织幼儿有序饮水。 3. 指导幼儿安静有序饮水，喝完水后把杯子放回原位。 4. 介绍与饮水相关的健康知识。 5. 对水杯进行日常卫生清洁及消毒工作，并严格按照幼儿园制定的消毒标准执行，做到准确、有效、及时。 6. 根据气候、幼儿个体情况调整一日饮水量，一般每日至少安排 4 次饮水时间，上下午各 2 次。

表 6-7　幼儿饮水前规范要求

项目	操作方法	儿歌
卫生饮水	1. 做好饮水前的准备工作：每天清洗水罐，消毒水杯，检查水温，并根据气候的变化、幼儿的活动量等情况准备好足量的温度适宜的饮用水。 2. 教师提前检查饮水机内的水质是否新鲜、水量是否能满足幼儿一天的饮水。如果水质不好或者水量不足，教师应及时更换。打开的桶装水尽量在一周内饮用完毕。饮水机和保温桶的清洗消毒时间一般以一周一次为宜。	小水桶，大肚皮，里面藏着小水滴。 小水滴，别着急，宝宝马上来接你。 咕嘟嘟，咕嘟嘟，水滴跑进肚子里。

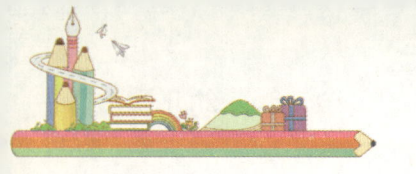

续表

项目	操作方法	儿歌
健康饮水	1. 合理安排饮水时间，一般每隔一个半小时便需饮水一次。特殊幼儿需特殊照顾，例如患感冒幼儿，便需多饮水。 2. 不同年龄段的幼儿每天所需饮水量也不同，一般年龄小的幼儿所需饮水量会相对更多一些。幼儿一天喝水的时间大体可分为六个时间段。 3. 幼儿的需水量除与年龄、体重有关，还与幼儿的活动量、气候、幼儿的饮食有关。帮助幼儿养成饮水好习惯。 4. 保证每个幼儿喝到足量的水，照顾好身体不适幼儿。	多喝水，不生病。 自己杯，自己用。 节约水，好宝贝。
安全饮水	1. 确保幼儿按标识正确取放水杯，杜绝交叉感染。 2. 及时查找不适宜、不安全的现象并及时指导解决。 3. 提醒幼儿保持地面干爽，发现水渍及时清理，保证幼儿安全。 4. 幼儿个体差异不同，适应水温的接受度不同，先尝试，再饮用，避免烫嘴。 5. 关注幼儿饮水过程中的行为，喝水时不要玩水或把手放入水杯，不弄湿桌子和衣服。 6. 喝水时不说笑以免呛咳；走路时不跑不推，不把水杯里的水弄洒。小口喝水不易呛，身体容易吸收。	排好队，去喝水， 先他人，后自己， 取到杯，再接水， 喝多少，接多少， 慢慢喝，别呛着， 安全饮水很重要。
科学饮水	1. 要多次少量，不要暴饮。 2. 要定时，勿只口渴时饮水。 3. 喝开水不喝生水。 4. 喝鲜水不喝陈水。 5. 喝加盐的水不喝冰水。 6. 生病情况下要酌量饮水。	小小水杯手中拿， 咕噜咕噜喝水啦， 每天多喝白开水， 不会生病笑哈哈。

幼儿饮水前的照护

任务活动二　幼儿饮水中的照护

一、饮水中照护工作任务与内容

（一）幼儿饮水中行为要求

为了保证幼儿良好的饮水习惯，按照《3~6岁儿童学习与发展指南》相关要求，教师要根

— 92 —

据不同年龄段幼儿不同层次的发展水平和具体的个体差异，或细致周到地帮助、引导幼儿，或充分发挥幼儿自主性、主动性，指导幼儿实现喝水环节中的自主管理，逐步提升幼儿主动喝水的意识与能力，逐步养成良好的饮水习惯（见表6-8）。

表6-8　饮水中行为要求

行为类别	小班（3～4岁）	中班（4～5岁）	大班（5～6岁）
组织及优化饮水	1. 为幼儿准备温度适宜（30℃左右）的白开水，为托班幼儿接好半杯水（约100毫升）。在托班幼儿入园前为每个幼儿的口杯制作不同的标识，在摆放幼儿口杯时，注意要露出标识，且口杯把手朝外，方便幼儿拿取。 2. 在幼儿喝水前观察盥洗室的地面是否干燥，为幼儿喝水提供安全的环境。幼儿手脏时，帮助幼儿洗干净手。 3. 以游戏的口吻激发幼儿喝水的愿望。组织幼儿轮流喝水，4～5名幼儿一组。 4. 提醒幼儿端取自己的口杯喝水，指导小班幼儿有序、独立接水，提醒幼儿接水时眼睛看着口杯，接半杯或三分之二杯水。 5. 指导幼儿握好杯把，端稳口杯，轻轻走到喝水区，一口一口慢慢喝，提醒幼儿不把水洒到衣服或地面上。 6. 随时提醒幼儿安静喝水，并及时肯定幼儿的良好喝水行为，对说笑、打闹的幼儿给予指导和纠正。关注幼儿嘴巴或衣服的前胸部位是否有水迹，及时用毛巾帮幼儿擦干或更换晾晒。 7. 鼓励幼儿喝完杯中的水，注重发挥教师自身或幼儿同伴的榜样作用，带动喝水困难的幼儿共同喝上足量的水。将口杯放到固定位置。 8. 准确把握幼儿的喝水量。通常情况下，每位幼儿每天在园大约喝水600毫升。特殊情况时，比如身体不适、运动后出汗过多、天气炎热等，要给予个别照料，适当增加喝水量。	1. 为幼儿准备温度适宜的白开水（30℃左右）。 2. 提前擦拭、整理盥洗室，保持室内干燥和整洁。 3. 组织幼儿喝水前洗干净手。 4. 提醒幼儿用正确的方法端取口杯，接适量的水。 5. 关注幼儿喝水情况，对聊天、打闹、拿着杯子乱跑的幼儿及时提醒和引导，及时表扬幼儿有序等待以及在固定区域安静喝水等良好喝水行为。 6. 帮助幼儿了解喝水与身体健康之间的关系，学习根据身体需要及时调整自己的喝水量。比如，感冒发烧、小便发黄、天气炎热、吃了较干硬食物后要增加喝水量；饭前半小时之内不要喝水；运动后休息一会儿再喝水。	1. 为幼儿准备温度适宜的白开水（30℃左右）。 2. 提前擦拭、整理盥洗室，保持室内干燥和整洁。 3. 组织幼儿喝水前洗干净手。 4. 提醒幼儿用正确的方法端取口杯，接适量的水。 5. 关注幼儿喝水情况，对聊天、打闹、拿着杯子乱跑的幼儿及时提醒和引导，及时表扬幼儿有序等待以及在固定的区域安静喝水等良好喝水行为。

续表

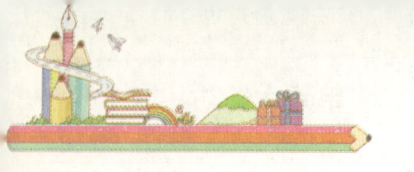

行为类别	小班（3～4岁）	中班（4～5岁）	大班（5～6岁）
组织及优化饮水	9.注意把握喝水时机。在上午10点左右、户外活动后、午睡起床后、下午3:00—4:00，及时组织幼儿喝水。 10.幼儿不小心洒水时，及时擦拭地面，避免幼儿滑倒、摔伤。 11.主动向家长反馈幼儿在园的喝水情况及喝水量，提出指导建议。同时，倡议家长在清晨起床后、晚上睡觉前半小时提醒幼儿适量喝水。	7.保证幼儿的每日在园饮水量，每次饮水的质量，包括情绪、主动性等。幼儿在口渴时可以自己饮水，相互鼓励相互学习，在轻松愉快的氛围中饮水受益。	6.帮助幼儿了解喝水与身体健康之间的关系，学习根据身体需要及时调整自己的喝水量。比如，感冒发烧、小便发黄、天气炎热、吃了较干硬食物后要增加喝水量；饭前半小时之内不要喝水；运动后休息一会儿再喝水等。

（二）饮水中照护工作内容和要求

1. 培养幼儿饮水习惯

幼儿喝水时，应坐在自己的座位上喝水，不要玩水，以免水洒落在桌面上、地面上。注意喝水的速度，要一口一口地喝，不要太快、太急，不要说笑（见图6-7）。饭前、饭后半小时之内不喝水。幼儿消化液中各种消化酶的功能和数量一般比成年人要差，饭前、饭后饮水会稀释消化液，进一步减弱消化液的功能，长期如此将导致消化不良。此外，饭前饮大量的水会使幼儿产生饱胀感，减低食欲，影响正常的饮食，长期如此将导致营养不良。

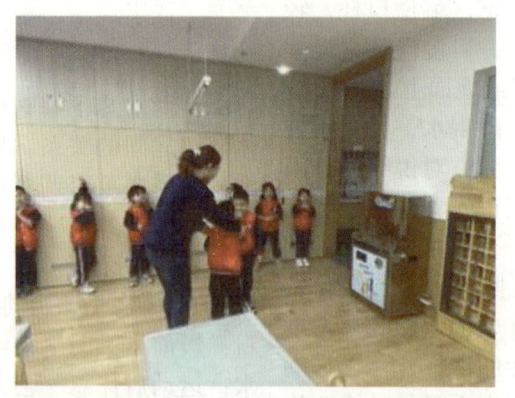

图6-7 教师提醒聊天打闹的幼儿正确饮水

2. 不能边吃饭边饮水或吃水泡饭

吃饭时饮水也会稀释消化液，更糟糕的是，边吃饭边饮水或吃水泡饭常常会使食物得不到充分的咀嚼。食物消化的第一个过程就是咀嚼，只有得到充分咀嚼、粉碎得很细的食物才容易被消化吸收，但吃饭时饮水或吃水泡饭时，较大块的食物还没有被嚼碎就滑进了消化道，这实际是加重了消化道的工作负担，并影响消化吸收。

3. 睡觉前不喝水

幼儿肾脏功能较成人差,一般夜间还会有排尿出现,这是肾脏在完成白天没有完成的工作。如果睡前饮大量的水,只会加重肾脏的负担,并影响幼儿的睡眠。

4. 幼儿剧烈运动后不要马上喝水

剧烈运动后幼儿心脏跳动加快,喝水会给心脏造成压力,容易产生供血不足,所以大量活动后一定不要马上喝水。

5. 养成喝白开水的习惯

多喝白开水,减少饮料果汁的摄入。糖分高对幼儿牙齿发育不利,还会影响幼儿的食欲和消化功能,所以不能用饮料代替水。白开水是最适合幼儿饮用的,对于不习惯喝白开水的幼儿,应由少到多,逐渐增加饮水量。水果、蔬菜含有大量的水分和维生素,但是它们不能代替水,所以在给幼儿提供丰富的水果、蔬菜的同时,还要保证幼儿的饮水量。

6. 组织不同年龄的幼儿饮水

对于3岁以下的幼儿,保教人员应将温度和水量适中的饮水倒入杯中,放置在幼儿面前,嘱咐幼儿轻轻端起水杯,慢慢倾斜水杯,一口一口将水喝下。对于3岁以上的幼儿,基本要求是独自接水,喝水,自己排队拿杯子接水饮用(见图6-8)。喝水前应该先洗手,然后去拿自己的杯子,接半杯水,喝完再接。接水后,端水杯回到自己的座位,坐下安静地喝水,喝完可再接(见图6-9)。

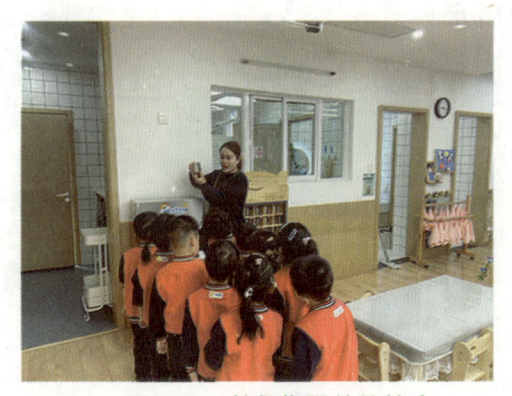

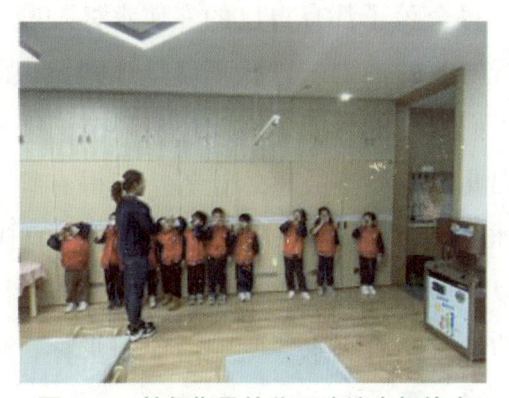

图 6-8 教师指导幼儿接水   图 6-9 教师指导幼儿正确端水杯饮水

7. 制订并记录饮水规则

教师和幼儿一起制订饮水规则,发现饮水活动中存在的问题及原因,一起商量并制订解决问题的规则。教师要树立正确的饮水观,正确对待幼儿饮水,了解幼儿的年龄特征及心理特点。教师应有意识地加以观察,耐心地督促,定时提醒幼儿喝水,提高幼儿饮水的积极性。

学前期幼儿正值规则意识形成的关键期,喝水是一日生活中的一个重要环节,根据幼儿记录水平的不同,教师可以引导幼儿选择多种记录的形式。通过小调查表的方式,向家长们了解

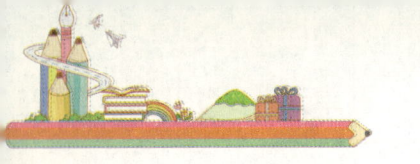

幼儿在家的饮水习惯和喝水情况。可以选用插卡记录或贴画记录的方法，这种方法比较好操作，幼儿容易掌握。随着幼儿年龄的增长和记录水平的进步，可以引导他们用画图表和填表格的记录方法，这种方法利于幼儿了解自己近期（一周）的饮水情况，每天可以做对比。喝一杯水、拨一粒珠子，比比谁更长（见图6-10）。

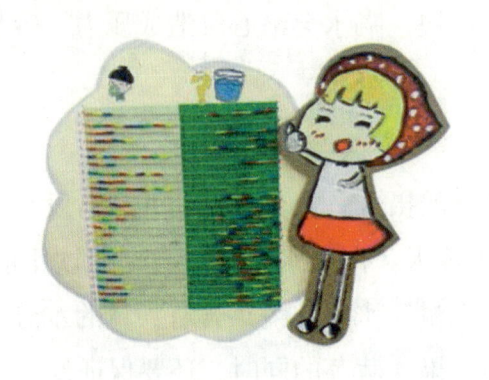

图6-10 幼儿饮水观察记录表

8. 关注有特殊需要的幼儿

幼儿园为大、中、小班的幼儿提供大小、材质合适的专用的定期消毒的杯子，体现差异性、人性化的特点，并考虑到不同年龄幼儿的身体发展情况及特点，了解和接纳幼儿原有的饮水习惯，对体质差、患病初愈、经常上火的幼儿，教师应让其多饮水。

喝水四步曲：拿取水杯，排队喝水，回座位喝水或指定位置喝水，放回水杯（见图6-11）。每个孩子都有自己的专属水杯，晚离园后水杯会进行专业的消毒。排队不仅是规则意识的养成，更是孩子们安全的保证，在此过渡环节，老师会做手指操，唱儿歌，绘本故事，让等待变得有趣。让幼儿安静喝水，为了避免喝水时呛咳或推挤打闹造成危险，可以让他们安静地坐在小椅子上，或找一个不影响他人的地方站着喝水。喝完后放回水杯，也是生活常规培养的一部分。

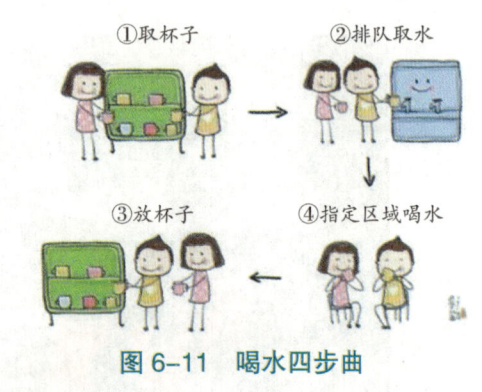

图6-11 喝水四步曲

二、饮水中照护工作流程与规范要求

结合幼儿园饮水活动的具体实践情况和幼儿年龄特点，教师应关注不同年龄幼儿的差异，同时关注幼儿之间的个体差异，有针对性地提出相应的要求，逐步引导幼儿养成良好的饮水习惯。幼儿饮水中的照护工作考核标准见表6-9。

表 6-9 幼儿饮水中的照护工作考核标准

考核内容		考核点	分值	评分要求	扣分	得分	备注
评估（15分）	照护者	着装整齐、洗手	3	不规范扣1-2分			
	环境	干净、整洁、安全、温度湿度适宜	3	未评估扣3分，不完整扣1-2分			
	物品	用物准备齐全	3	少一个扣1分，扣完3分为止			
	幼儿	意识状态、饮水情况	4	未评估扣4分，不完整扣1-2分			
		心理情况：有无惊恐、焦虑	2	未评估扣2分，不完整扣1分			
计划（5分）	预期目标	口述目标：指导幼儿用水杯喝水	5	未口述扣2分			
实施（60分）	观察情况	1. 检查幼儿饮水情况	5	未检查扣5分			
		2. 评估幼儿目前饮水情况	5	未评估扣5分			
	处理措施	1. 挑选幼儿喜欢的水杯	6	不正确扣3分			
		2. 适当的鼓励	8	无口述或不正确扣5分			
		3. 正确的示范	8	不正确扣5分			
		4. 实物引导学习	8	不正确扣5分			
		5. 采用游戏的方式	10	不正确扣5分			
实施（60分）	整理记录	整理用物，安排幼儿休息	5	无整理扣5分，整理不到位扣2-3分			
		洗手	2	不正确洗手扣2分			
		记录幼儿饮水情况	3	不记录扣3分，记录不完整扣1分			
评价（20分）		1. 操作规范，动作熟练	5	实施过程中有一处错误扣5分			
		2. 幼儿良好饮水习惯培养	5				
		3. 指导过程动作轻柔	5				
		4. 态度和蔼，关爱幼儿	5				
总分			100				

幼儿饮水中的照护

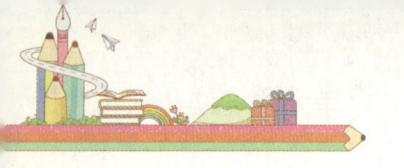

任务活动三　幼儿饮水后的照护

一、饮水后照护工作任务和内容

根据幼儿一日生活安排，建立固定的饮水习惯，培养幼儿良好的自理能力和生活习惯，不同的年龄段有不同的行为要求见表6-10。

表6-10　幼儿喝水常规行为要求

行为类别	小班（3~4岁）	中班（4~5岁）	大班（5~6岁）
起床生活自理	1. 了解和接纳幼儿原有的饮水习惯（暂时允许使用奶瓶；各种口味的水过渡到饮用白开水）。 2. 通过游戏化的方式引导幼儿循序渐进地学会喝白开水和喜欢喝白开水（干杯、给小鱼缸加水），装饰饮水壶。 3. 利用生活中的契机、专门的教育活动等方式让幼儿了解喝白开水的好处，比如给绿植浇花的时候。	1. 创设良好的环境，鼓励幼儿根据需要自主饮水。 2. 建立良好的饮水常规，保证幼儿饮水量。"健康饮水记录表"供幼儿记录自己一天喝水量。 3. 用游戏、故事、实验等形式让幼儿了解喝白开水对健康有哪些好处。	1. 为幼儿创设方便的饮水环境，让幼儿可以根据自己的需求随时饮水。 2. 引导幼儿体会水对于生命生长的重要意义，激发幼儿主动饮水的行为。 3. 多喝水可以刺激肠的蠕动并软化大便，防止便秘，有利尿作用。但过多饮水对胃不利，也影响进食，故要适量。

二、饮水后照护工作流程与规范要求

饮水后的照护主要有水杯归位，幼儿水杯、饮水壶、饮水桶的清洁和特殊情况下的饮水等方面，具体见图6-12和表6-11。

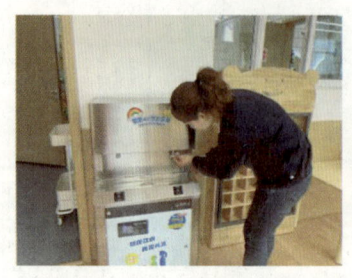

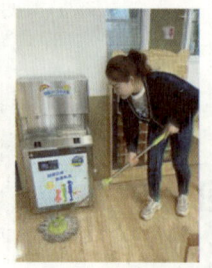

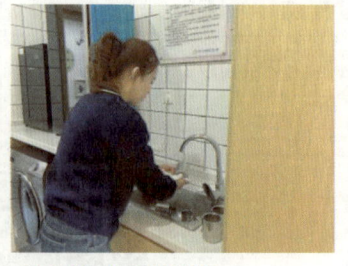

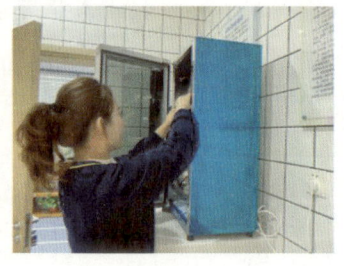

图6-12　幼儿饮水后的照护

表 6-11　幼儿饮水后照护工作流程与规范要求

流程	规范要求
水杯归位	轻拿杯把，把杯子送回杯架处。
幼儿水杯、饮水壶、饮水桶的清洁	1. 幼儿水杯的清洁：钢化玻璃水杯或不锈钢水杯杯口朝下，用清洁盆、洗洁精、消毒专用布袋（托盘）清洁。 2. 饮水壶的清洁（晾温白开水）：用水壶刷按顺序清洁。 3. 饮水桶的清洁：内壁和外壁清洁布不可混用。
特殊情况下的饮水	1. 要根据天气、运动量适当调整饮水量。 2. 生病的幼儿要根据医生的指导饮水。 3. 在每次饮水时都要给予充足的时间。 4. 对于在特定情况口渴的幼儿一定要及时饮水并给予监督。 5. 在有空调的环境中，尤其需要补充水分。 6. 发烧时水分流失大，多喝水可以及时补充水分。 7. 有些幼儿不可多喝水，如先天肾脏病幼儿、心脏病幼儿。

幼儿饮水后的照护

思考与练习

1. 在幼儿饮水活动中，蕴藏着许多教育资源，结合案例说说你的想法。

2. 幼儿不良饮水习惯有哪些危害？

3. 判断以下情况属于幼儿喝水哪方面的问题，请在对应处连线。幼儿工作中遇到类似喝水方面的问题，如何解决？写出解决对策。

现象一：有的幼儿会要求喝从家里带来的"甜水"，对教师说："我不喝水，我要喝甜甜。"后虽经过教师引导，只能勉强喝一小口，有时抿着嘴、歪着头，拒绝喝白开水。

现象二：幼儿接水时口杯拿不稳，时常不小心将口杯掉在地上；口杯对不准水龙头，将水洒到地上，甚至洒湿衣服或鞋子；水接得过多、过满。部分幼儿不会用口杯喝水，喝水时边喝边漏，将前面的衣服全部洒湿。

现象三：喝水时，常见幼儿被水龙头的流水所吸引，口杯里接满水了，还不知道关闭水龙头；或接了水不喝，和小伙伴互相倒水玩，甚至喝水时"咕噜噜"地吐泡泡玩。

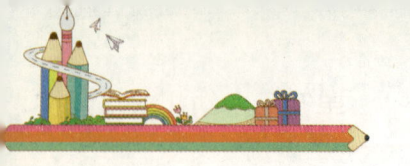

现象四：幼儿不太在意喝水人数的多少，接了水以后，站在原地，急不可待地喝了起来，妨碍了排在后面的幼儿喝水。个别幼儿常常不排队引起幼儿争吵、告状。尤其是在户外活动之后，会一起涌进盥洗室，而接水后，又忙于和其他小朋友说话，不到指定区域喝水，致使饮水区域出现拥挤和争吵现象。

现象1	问题1 喝水意识问题：幼儿不喜欢喝白开水	解决对策
现象2	问题2 喝水习惯问题：喜欢边喝边玩	
现象3	问题3 喝水能力问题：幼儿使用口杯喝水有困难	
现象4	问题4 喝水习惯问题：喝水秩序混乱	

4.案例分析：上午的户外运动结束后，教师提醒小朋友们喝水，小二班的圆圆跑到保育员面前气愤地说："张老师，丁丁喝水的时候总是拿我的水杯，我都没有水杯喝水了。"小班小朋友刚入园，喝水的时候会因不认识自己的水杯而出现错拿别人水杯的情况，你是教师的话，针对这种情况，应该怎么做？

单元七 幼儿午睡照护

情境导入

中班幼儿寝室内，王老师正在午睡巡视，孩子们大部分已经渐渐进入梦乡。突然，一声清脆的叫声一下子打破了宁静，"王老师，我要尿尿！"昊昊突然坐起身喊了起来。被叫声吵醒的孩子们开始骚动起来。王老师走到昊昊床边，小声地说："昊昊，小点声。你不是刚刚才如过厕吗？怎么又要尿尿？""我又想尿了。"昊昊眼巴巴地看着王老师说。"你真的想尿吗？这次尿完回来，你要好好睡觉啊！"王老师无奈地帮昊昊找出拖鞋，让昊昊去如厕，然后赶紧安抚其他没有完全入睡的孩子。在这之前，昊昊已经去了两次卫生间了。不一会儿，昊昊从卫生间出来，磨磨蹭蹭地上了床，好长时间才躺了下来。10分钟过去了，寝室里又恢复了宁静，王老师准备坐下来填写午睡巡视记录。这时，又听见昊昊压低嗓子喊道："王老师，我要如厕！"王老师生气地看着昊昊，"你怎么又要上厕所？你刚才没有尿吗？"王老师心想，不让他去，万一真的他要上厕所，弄脏衣裤床铺怎么办？但如果让他去，是不是又有机会不睡觉，去卫生间转一圈，乘机不入睡？此时，紧邻昊昊床的另外两个孩子已经被昊昊影响得醒来了。就这样，昊昊一中午反复数次，导致整个班级的孩子午睡质量都不高。

讨论：

1. 教师在巡视午睡时，有幼儿找各种理由不入睡，比如频繁地要如厕、不停地在床上翻来翻去或不时地跟邻床幼儿做小动作，教师应该如何处理？

2. 幼儿午睡质量不好，教师应该如何跟家长沟通，有效开展家园配合，培养幼儿良好午睡习惯？

知识导图

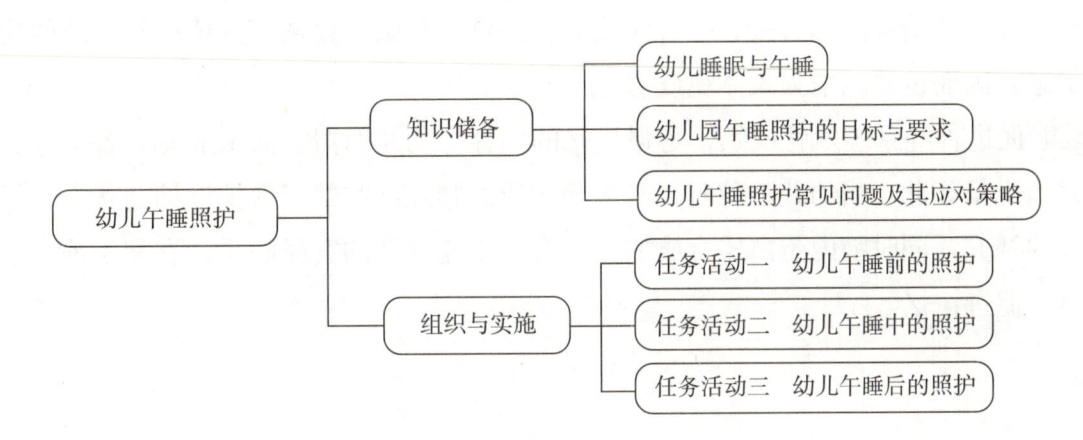

```
                    ┌─ 幼儿睡眠与午睡
         ┌─ 知识储备 ─┼─ 幼儿园午睡照护的目标与要求
         │          └─ 幼儿午睡照护常见问题及其应对策略
幼儿午睡照护─┤
         │           ┌─ 任务活动一  幼儿午睡前的照护
         └─ 组织与实施─┼─ 任务活动二  幼儿午睡中的照护
                     └─ 任务活动三  幼儿午睡后的照护
```

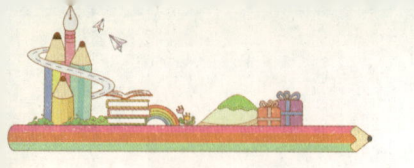

学习目标

1. 熟知睡眠对幼儿身体成长的重要意义，理解幼儿午睡照护对幼儿健康成长的重要价值。
2. 熟知照护职责及不同年龄段幼儿睡眠行为的要求。
3. 能够熟练操作幼儿午睡照护工作流程，培养幼儿自主入睡的睡眠习惯，让幼儿获得充足的睡眠。
4. 能分析和描述幼儿午睡环节的不同情况，有效做好个别幼儿指导。
5. 通过对睡眠照护环节的学习和实践，树立尊重幼儿、理解幼儿和关爱幼儿的职业意识。

知识储备

一、幼儿睡眠与午睡

（一）幼儿睡眠

睡眠是幼儿早期发育中脑的基本活动，在生命的早期所需睡眠时间更长。2～5岁幼儿，每日睡眠时间和清醒时间几乎相等，3～6岁的幼儿睡眠时长为10～13小时，包括晚睡和午睡时间。对于幼儿来说，充足和高质量的睡眠有助于智力的发育，与幼儿的认知功能、学习和注意力密切相关，并且能促进其身体生长。

睡眠可促进生长、消除疲劳及恢复精力。充足的睡眠能使神经系统、感官器官和肌肉得到充分的休息；同时，睡眠时脑组织能量消耗减少，脑垂体分泌生长激素，可以促进骨骼、肌肉、结缔组织和内脏的生长发育。

睡眠有助于提高机体的免疫力，增强机体的抵抗力。机体的免疫反应是在神经系统的调节下进行的，神经和精神状态直接影响着免疫力的高低。睡眠可以调节人体神经系统的功能，改善精神状态，因而也就能增强人体免疫力。

睡眠能促进神经系统发育成熟，增强记忆的储存。幼儿的器官尚未成熟，容易感觉疲劳，他们的大脑也是如此。当幼儿睡着时，其大脑皮质的神经细胞处于保护性抑制状态，能得到能量和血氧的补充，同时脑内蛋白质合成加快，有利于建立新的突触联系，有利于神经系统的发育和成熟，促进记忆。

（二）幼儿午睡

幼儿园一日生活中的午睡环节是保证幼儿有充足的睡眠，利于幼儿健康成长的重要途经。根据幼儿的生理特点，在幼儿园一日长达8小时的生活、游戏、学习过程中，安排2~2.5小时的午睡时间非常必要，对幼儿的身心发展具有重要意义。《幼儿园教育指导纲要》指出："根据幼儿的需要建立科学的生活常规。培养幼儿良好的饮食、睡眠、盥洗、排泄等生活习惯和生活自理能力。"午睡是幼儿在园生活的重要环节，在幼儿一日生活中起着承上启下的关键作用。

首先，幼儿的身体耐受性差，易疲劳，适当的午睡可以使幼儿的一日生活动静交替，满足他们的基本生理需要，确保其身心健康发展。同时，午睡可以消除疲劳，修复消耗，保护神经系统，促进幼儿的生长发育。

其次，在午睡环节，幼儿可以学习独立入睡，午睡前后穿脱整理的活动，不仅满足了幼儿手眼协调、精细动作发展的需要，更为其生活自理能力的养成提供锻炼机会，帮助幼儿形成自我服务意识，养成良好睡眠习惯。

二、幼儿午睡照护的目标与要求

（一）幼儿午睡的照护目标

（1）提供温暖轻松的环境，让幼儿情绪安定愉悦，睡眠充足。
（2）让幼儿养成作息规律、独自入睡、睡姿正确等良好的睡眠习惯。
（3）让幼儿具有整理个人衣物、床铺等生活自理能力。

（二）幼儿午睡照护的要求

幼儿午睡是幼儿一日生活中非常重要的环节，教师要为幼儿提供良好的午睡环境，建立规范的午睡管理制度，加强有效的午睡照护与指导，培养幼儿良好的午睡习惯，具体包括以下三方面：首先，为幼儿提供良好的睡眠环境和设施，温湿度适宜，白天睡眠不过度遮蔽光线，设立独立床位，保障安全、卫生。其次，加强睡眠过程巡视与照护，注意观察幼儿睡眠时的面色、呼吸、睡姿，避免发生伤害。最后，关注个体差异及睡眠问题，采取适宜的照护方式。幼儿睡眠常规要求见表7-1。

表7-1 幼儿睡眠常规要求

小班（3~4岁）	中班（4~5岁）	大班（5~6岁）
1. 在教师和保育员的帮助下，知道午睡的步骤（如厕→进寝室→脱鞋袜→脱裤子→脱衣服→盖被子→入睡）。	1. 轻声进入寝室，基本能按午睡步骤入睡。 2. 将脱下的衣物放在指定地方。	1. 轻声进入寝室，能独立按午睡步骤入睡。

续表

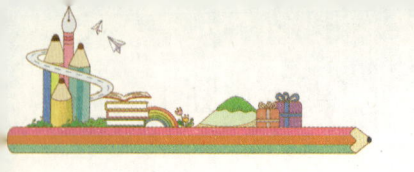

小班（3～4岁）	中班（4～5岁）	大班（5～6岁）
2.知道将脱下的衣物放在指定地方。 3.能按时安静入睡，不影响他人。 4.能按步骤起床，即"起床→穿衣服→穿裤子→穿鞋袜→坐在床边等待老师"。	3.能独立、安静入睡，不影响他人。 4.有便意、身体不适或发现同伴有异常情况时能及时告诉老师或教师。 5.基本能按起床步骤要求完成。	2.同伴间能互相帮忙穿脱衣服，并将脱下的衣物放在指定地方。 3.能独立、安静入睡，不影响他人。 4.能独立按时按步骤起床，不拖拉，不等待，学习整理床铺。

三、幼儿午睡照护常见问题及其应对策略

午睡占去了幼儿在园一日生活三分之一的时间，是十分重要的环节，良好的午睡习惯有益于幼儿身心健康。幼儿午睡行为的影响因素主要有三点：

1. 儿童因素

由于年龄、生活环境、健康状况、行为习惯等不同，不同幼儿存在显著差异。一些幼儿在午睡的时候都会让教师头痛，他们的主要特点是不睡觉、睡觉晚。这些幼儿在以下几个方面与其他幼儿不同：第一，有些幼儿认为午睡是一个非常痛苦的过程，他们的内心拒绝睡觉；第二，有些幼儿午睡时感觉不舒服，没有同伴就睡不着觉；第三，由于身体原因，一些幼儿睡觉时经常做梦、尿床、抽筋；第四，有些幼儿对噪声非常敏感。每个幼儿在成长过程中都表现出自己的成长行为，教师应充分尊重和理解个别幼儿睡眠活动的差异性。

2. 教师个人因素

（1）教师在幼儿睡眠准备上存在不足，主要体现在：第一，创设、布置的睡眠环境不够科学合理；第二，午睡前的活动在内容选择和具体安排上不够充分；第三，午睡前幼儿如厕和午睡氛围营造工作不到位。

（2）教师缺乏对幼儿午睡的高度重视。

（3）教师缺乏有效的幼儿午睡管理方法，主要表现在：第一，缺乏对幼儿的监管督促，导致出现幼儿鞋袜、衣服叠放不整齐现象；第二，教师未对午睡被动型和难以入睡型幼儿提出具体有效的午睡管理方法，影响其午睡质量。

3. 家长因素

（1）部分家长采用的教养方式存在不足，比如部分家长采用拍着睡、陪着睡的方式哄幼儿入睡，这种过度溺爱行为使幼儿难以快速适应幼儿园的午睡生活。

（2）家庭生活缺乏规律性，严重影响幼儿的睡眠习惯。

（3）部分家庭存在严重的矛盾冲突，使幼儿产生心理阴影，对幼儿睡眠产生不利影响。

幼儿午睡常见问题主要有入睡困难、尿床、不良习惯等（见表7-2）。

表7-2　幼儿午睡常见问题及其应对策略

常见问题	影响因素	应对策略
入睡困难	1. 缺乏安全感。 2. 午睡习惯。 3. 自我服务能力差。	1. 教师可扮演家长，轻拍幼儿入睡，使幼儿情绪放松，对新环境产生安全感；逐渐减少陪伴次数，培养幼儿独立入睡的能力。 2. 对于依恋度较高的幼儿，可以让其带一张家长照片，让他获得心理安慰。 3. 对于分离焦虑严重的幼儿，教师与家长协商，让幼儿午饭后回家睡觉，从半日入园逐渐过渡到全天入园。
尿床	1. 午睡前没有小便。 2. 幼儿饮水过多。 3. 睡得太熟。 4. 睡前过度兴奋。	1. 轻轻地将幼儿唤醒，并及时帮幼儿换上干净的衣裤。 2. 换上干净的床单，轻拍幼儿，使其入睡。 3. 安抚幼儿，减少紧张情绪，建立安全感。如："没关系，睡不着了是吧！我们把衣服换了就舒服了。下次记得午睡前要小便哦！" 4. 适当控制饮水，提醒其在午睡前如厕，在午睡过程中提醒幼儿小便。
不良习惯	1. 缺乏安全感。 2. 情绪不安或低落。	1. 引导幼儿多进行户外活动和游戏，保持心情愉快。 2. 为幼儿播放音乐、故事，或给个"安慰吻"，转移幼儿的注意力。 3. 与家长联系，取得支持与配合。

▶ 组织与实施

任务活动一　幼儿午睡前的照护

一、午睡前照护工作任务与内容

（一）幼儿午睡前行为要求

幼儿午睡前的准备是保证幼儿良好睡眠的前提，根据《3～6岁儿童学习与发展指南》相关内容，幼儿午睡前行为要求见表7-3。

表7-3　幼儿午睡前行为要求

行为类别	小班（3～4岁）	中班（4～5岁）	大班（5～6岁）
午睡意愿	愿意在幼儿园午睡，在教师的陪伴下能安静入睡。	喜欢在幼儿园午睡，能独立入睡。	知道午睡对身体的好处，养成按时、独立入睡的习惯。
睡前如厕	在教师的照看下睡前如厕。	能睡前如厕。	能根据自己的需要睡前如厕。

续表

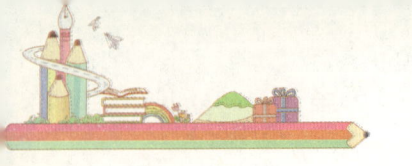

行为类别	小班（3～4岁）	中班（4～5岁）	大班（5～6岁）
睡前脱衣	在教师的帮助下学会入睡前脱掉衣服、鞋袜，并摆放在指定位置。	学会正确脱掉衣服、鞋袜，并摆放在指定位置。	能熟练脱掉衣服、鞋袜，在固定位置摆放整齐。
睡前情绪	能在教师的提醒下，保持睡前安静，在教师的关照下，保持情绪稳定。	进入寝室能保持安静，情绪稳定，不影响他人。	进入寝室后，能自觉保持安静，情绪愉快稳定。

（二）午睡前照护工作内容与要求

1. 为幼儿睡眠做好物质准备

睡眠的物质准备主要包括创设整洁舒适、安静安全、避光通风的睡眠环境和睡眠用品，充分的睡眠物质准备有助于幼儿尽快进入睡眠状态。如根据季节、天气提前做好寝室的通风工作，拉上窗帘，整理好幼儿床铺，保证幼儿一人一床一被，调节室内光线和温度，营造温馨的午睡环境（见图7-1）。如教寝分开，建议上午提前通风；如教寝合一，建议在餐后整理时适当通风。准备好舒适的睡眠用品。提供2～3名幼儿使用的拖鞋和披风，方便午睡中解便的幼儿。

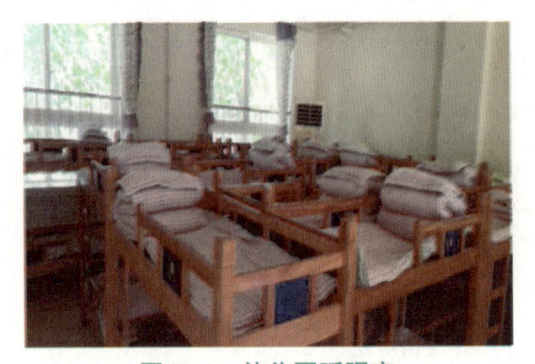

图 7-1　幼儿园睡眠室

2. 为幼儿做好睡眠心理准备

组织幼儿做好身心准备，让其懂得充足睡眠的重要以及乐于在园睡眠。散步归来，指导或帮助幼儿如厕后进入寝室，找到自己的小床，有序脱衣，摆放整齐。提供影音设备，播放轻音乐或睡前故事，组织幼儿进行阅读、听轻音乐等安静型活动；或者散步、在走廊晒太阳、谈话等放松型活动，懂得睡前不做剧烈运动。同时要了解幼儿睡眠习惯、能力与规律，掌握个体差异，为有效照顾、指导幼儿睡眠奠定基础。对于入睡困难的幼儿，可采用适当陪伴、延缓上床时间等方式，逐步改善不良的午睡习惯。

3. 进行午睡前午检

午睡前的午检不同于晨检，重点检查是否存在妨碍幼儿午睡的物件或状态。幼儿头发、口袋、手中是否携带影响午睡的物品，口中有无饭菜或异物以及精神面貌。将幼儿随身携带的小物件，如皮筋、发卡等集中存放，避免午睡时发生意外（见如图7-2）。

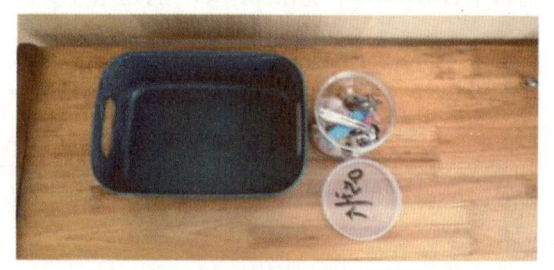

图 7-2　幼儿睡眠不宜携带物品

4. 培养幼儿午睡自理能力

《3～6岁儿童学习与发展指南》明确指出，幼儿应具有基本的生活自理能力，教师应提供有利于幼儿生活自理能力的条件，指导幼儿学习和掌握生活自理的基本方法。幼儿午睡自理能力主要指幼儿能有序脱衣并将其摆放整齐。教师指导幼儿先学脱裤子，再脱上衣，并按顺序折叠摆放在指定位置：裤子在下，上衣在上。幼儿在自己脱衣服的过程中，需要教师的具体帮助，教师的帮助只是助他一臂之力，不是包办代替，要让幼儿逐步学会生活自理。幼儿脱下的衣服自己整理并放在指定处。教师向幼儿指明衣物、鞋袜摆放的位置，教幼儿一些折叠衣服的方法。

知识拓展

3～6岁幼儿睡眠时间表

年龄（岁）	时间（小时） 白天小睡	时间（小时） 夜晚睡眠	昼夜总量（小时）
3	1～3（1次）	10.5～12.5	11～13
4	0～2.5（0～1次）	10～12	10～13
5	0～2.5（0～1次）	10～12	10～12.5
6	0～1.5	10～11.5	10～11.5
四季有区别，个体有不同			

幼儿午睡前的照护

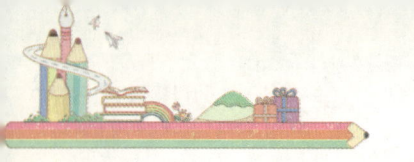

二、午睡前照护工作流程与规范要求

幼儿午睡前的照护工作流程包括睡眠环境准备和睡前准备两个主要环节，见表7-4。

表7-4 幼儿午睡前照护工作流程与规范要求

流程	规范要求
睡眠环境准备	1. 拉好窗帘，准备床铺（可依据幼儿的能力水平及实际情况，组织幼儿一起准备，做到一人一床一被）。 2. 根据需要开关窗户，保持室内空气流通。 3. 调节适宜的室温、光线，播放轻音乐或睡前故事，营造温馨、适宜入睡的环境。
睡前准备	1. 睡前不组织剧烈活动，帮助幼儿保持平静的心情。 2. 协助班级其他教师组织幼儿有序如厕。 3. 配合班级其他教师进行午检，重点检查幼儿的手、足、口、衣物及精神面貌（将幼儿随身携带的小物件，如皮筋、发卡等集中存放，避免幼儿在午睡时发生意外）。 4. 指导幼儿安静有序脱衣，并摆放整齐。 5. 介绍与睡眠相关的健康知识。 6. 与早班教师进行工作交接。

（一）睡眠环境

适宜睡眠的室温、门窗、卧具和床等有助于幼儿尽快进入睡眠状态。

1. 室温

（1）冬季寝室温度低于12℃时，开启暖空调，使室温保持在14～18℃，教师应经常观察室温，过高或过低时都应及时调整。

（2）夏天寝室温度高于28℃时，可以开启冷空调，使室温不宜低于26℃。教师要随时观察室温，及时调整空调温度并注意风向（不能直接对着幼儿吹）。

（3）理想的寝室湿度为50%～60%。

2. 门窗和窗帘

（1）打开门窗通风，保持空气通风。

（2）窗帘应当选择具有一定遮光性的，不宜使用过厚或过薄的。拉上窗帘，寝室内光线要柔和，避免保教人员巡视时因光线过暗而无法看清幼儿的睡眠状况（见图7-3）。

（3）保持安静，师幼说话或行动要轻声。

（4）可播放轻柔优美的音乐，帮助幼儿入睡。

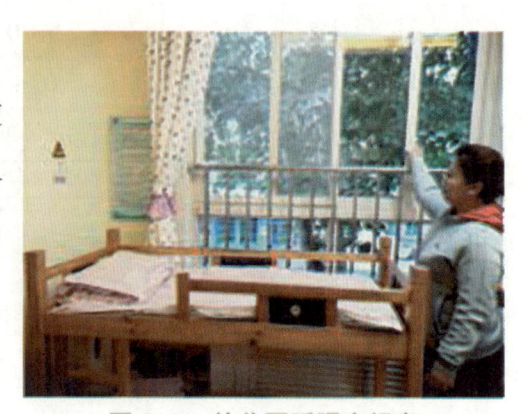

图7-3 幼儿园睡眠室门窗

3. 卧具

为幼儿准备好睡眠所需的床铺和被褥，使铺位舒适，被褥清洁柔软、厚薄适宜。（见图7-4）。

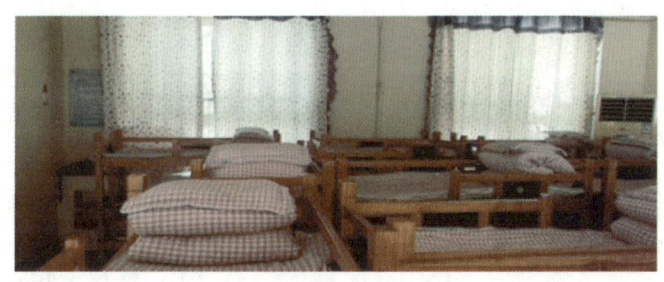

图 7-4　幼儿园卧具

4. 床位

（1）安排床位时，男孩和女孩床铺分开，床与床之间的通道宽度不少于60厘米（见图7-5）。

（2）全体幼儿头脚交叉睡。

（3）体弱的幼儿应被安排在背风处。体质较好、怕热的幼儿可被安排在通风处（但不能吹过堂风）。易尿床和活泼好动爱说话的幼儿可被安排在便于教师照顾和管理的地方。咳嗽的幼儿最好与其他幼儿保持一定的距离。

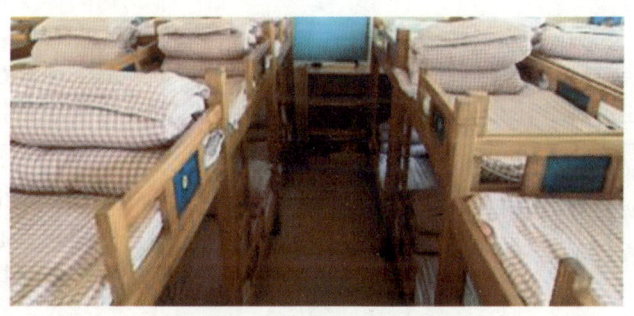

图 7-5　睡眠室床位布置

（二）睡前准备

幼儿脱衣整理是睡眠准备的重要方面，有助于培养幼儿生活自理能力。幼儿脱衣及整理能力主要涉及被子、鞋袜、裤子、上衣等物品，具体见表7-5。

表 7-5　幼儿脱衣及整理能力

项目		操作方法	儿歌
被子	铺	1. 先将枕头从被子上取下，放置床头。 2. 散开被子平铺在床上，注意被头朝枕头方向。 3. 注意不要将被子散落到床下。	小花被，铺铺平， 小枕头，放床头， 转进被子盖盖好， 我们一起睡午觉。

—109—

续表

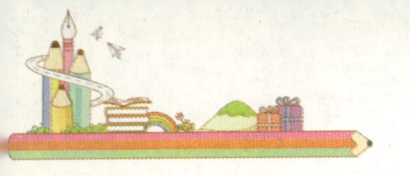

项目		操作方法	儿歌
鞋	脱	1. 幼儿坐下双腿盘好，有粘扣的鞋先解开粘扣，然后左手握左脚脚腕，抬左脚，右手按住脚后跟，左脚从鞋里退出。 2. 同样，右手握右脚脚腕，抬右脚，左手按住脚后跟，右脚从鞋里退出。	小小手儿真能干， 会解粘扣与鞋带， 两手一起把鞋脱， 自己的事情自己做。
	整理	1. 把两只鞋子挨在一起，头对头整齐放好。 2. 睡觉时，把自己的小鞋放在小床边，脚尖朝外，方便待穿。	两个好朋友，从来不分手， 要来一起来，要走一起走； 挨在一起放放好； 头碰头来做朋友。
袜子	脱	1. 让幼儿把两个拇指伸进小袜口，向下将袜子脱到脚跟处，先把脚跟露出来。 2. 一手抓住脚尖的袜头，向外拉，袜子就脱掉了。	缩起小脖子（脱袜筒至脚心）， 拉长小鼻子（拉出袜头）， 拉直小身子（袜子拉直）， 躺在小房顶（放在鞋面）。
	整理	1. 把两只袜子铺平放好，袜头朝上。 2. 把袜头向袜口对折，再对折。再把袜口打开翻折，将袜口内部翻出来，两个袜子扣在一起，就不散落了。 3. 袜子叠好后放在小鞋口内或叠好的衣服旁边，准备待穿。	小袜子，对整齐， 点点头，弯弯腰， 张开我的大嘴巴， 啊呜一口吃掉它， 我的袜子叠好啦！
裤子	脱	1. 双手抓住裤腰，向下脱至膝盖处。 2. 分别抓住裤腿，让小脚从裤腿中退出来。	双手抓紧小裤腰，一下脱到膝盖下； 再用小手拉裤腿，最后还要摆摆好。
	整理	1. 将裤子铺平在桌子上，两条裤腿对齐放好。 2. 裤腿对裤腿左右对折，再上下对折。 3. 最后把叠好的裤子放在衣服上边，对齐摆放在一起。	叠裤子，很简单，展平裤子放平整； 裤腿兄弟心贴心，裤腰裤腿面对面； 叠平裤子摆整齐，妈妈夸我真能干。
上衣	脱	开襟上衣： 1. 脱开襟上衣时，应先将扣子解开或将拉链拉开。 2. 幼儿双手攥住衣襟向后拉，将衣服脱至肩下。 3. 从背后逐一拉掉两只袖子（较小的幼儿在解开扣子后，可由成人帮其脱下袖子）。 套头上衣： 1. 脱套头上衣时，幼儿双手提住衣领的两端，从头上向前拉，将头从衣服中退出。 2. 依次将手退出。	开襟上衣： 拉下小拉链，两手开小门； 左手帮右手，拉拉小衣袖； 后面拉一只，前面拉一只； 宝宝本领大，衣服脱好了。 套头上衣： 抓紧袖口向下伸，藏起自己小胳膊， 抓紧领口往外钻，藏起自己小脑袋。

续表

项目		操作方法	儿歌
上衣	整理	1. 将上衣铺平在桌子上，正面朝上，将两边衣襟向中间对折，沿扣子或拉链对齐放平，扣上扣子或拉好拉链。 2. 依次把两边的衣袖向中间对折，然后将帽子向下折好，再把衣服上下对折，衣服就叠好了。 3. 最后把叠好的衣服整齐地摆放在一起，注意上下衣服对齐放好，注意不要摆放太高，以免衣服倒落散开。	衣服小宝宝，快来躺躺好； 左手抱一抱，右手抱一抱。 先来点点头，再来弯弯腰； 都是好朋友，整齐来排好。

任务活动二 幼儿午睡中的照护

一、午睡中照护工作任务与内容

（一）幼儿午睡中行为要求

为了保证幼儿良好的睡眠质量，根据《3~6岁儿童学习与发展指南》相关内容，幼儿午睡中行为要求见表7-6。

表7-6 幼儿午睡中行为要求

行为类别	小班（3~4岁）	中班（4~5岁）	大班（5~6岁）
睡姿	入睡时在教师的帮助下盖好被子，懂得用正确的睡姿入睡。	入睡时能盖好被子，并保持正确的睡姿入睡。	入睡时能盖好被子，避免着凉。睡觉时能保持正确的睡姿。
寻求帮助	懂得有便意、身体不适或有需要时向教师寻求帮助。	在有便意、身体不适或有需要时及时向教师寻求帮助。	在有便意、身体不适、有需要或发现同伴有异常情况时及时向教师寻求帮助。
保持安静	懂得在午睡时间保持安静。	午睡时间保持安静，睡醒后不影响同伴。	午睡时间能保持安静，不影响同伴。

（二）午睡中照护工作任务与内容

1. 安抚幼儿睡眠

轻声进入寝室，并用手势代替语言，暗示幼儿尽快入睡。多用鼓励性的动作夸奖他们，如翘翘大拇指，轻轻地安抚他们的头部，使他们产生一种安全感、温馨感（见图7-6）。例如午

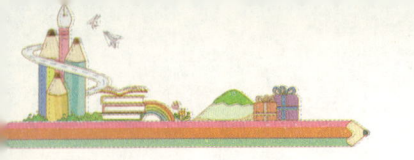

睡时，成成躺下已有半个多小时了，还没睡着，教师可走过去轻轻抚摸他的头、拍拍他的背，伏在耳边轻声地说："小豆豆睡着了，小花猫睡着了，小星星睡着了，布娃娃睡着了，小枕头睡着了，小成成也要睡觉了。"教师在说这一系列与午睡有关的词语时，声音断断续续、缓慢无力，最后逐渐减弱，变得若有若无，常常故事还没有讲完，幼儿就已经睡着了。这比直接劝说或批评作用更显著。

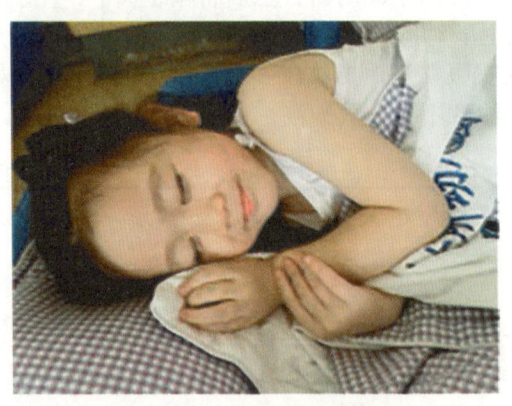

图7-6 安抚幼儿睡眠

2. 关注有特殊需要的幼儿

教师认真巡视幼儿午睡，细心观察幼儿的举动，防止午睡中的意外发生。幼儿身体不适常会反映在睡眠上，教师要善于观察，如幼儿在午睡以后，精神呆滞、面色潮红、呼吸急促，预示着幼儿生病或有其他不舒服情况（见图7-7）。此外，个别幼儿好奇好动，不知深浅，常常随心所欲，无所顾忌，特别在睡前和醒后的那段时间，因耐不住安静，常趁教师不注意偷偷玩口袋中或身上的小件物品，甚至放入口中。因此，教师要克服幼儿睡觉不会出事的错误思想，及时发现问题、处理问题，杜绝意外事故的发生。

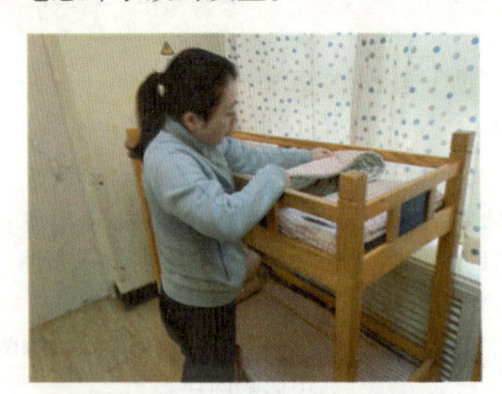

图7-7 关注有特殊需要幼儿

3. 培养幼儿良好睡眠习惯

幼儿的睡眠姿势千姿百态：有张着口打呼噜的；有像小狗似趴着睡的；有蒙着头睡的；有四脚朝天睡的。从卫生学角度看，睡眠姿势对人体睡眠的质量有很大的影响。许多医学研究表明：俯卧睡眠会压迫心脏，使血液循环受影响；张口呼吸睡眠，会因呼吸浅，肺部扩张，久了

—112—

易引起"漏斗胸";蒙头睡觉,会因呼吸不到新鲜空气,致使醒了也不解乏。因此,培养正确的睡眠姿势成为培养良好睡眠习惯的关键。通过故事、图片让幼儿直接观察错误的睡眠姿势会给身体带来的不良影响,同时在幼儿熟睡后,轻轻地调整幼儿的不良睡姿,尽可能提高幼儿的睡眠质量(见图7-8)。

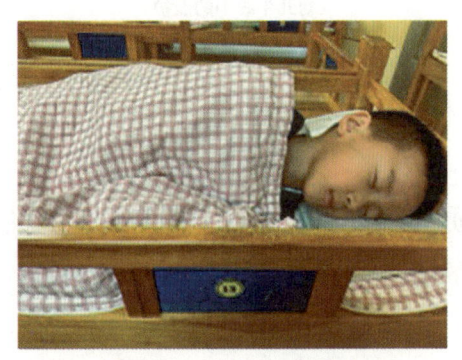

图7-8 幼儿正确睡姿

4. 规范幼儿午睡记录

建立合理的午睡制度,并严格执行。幼儿午睡期间,教师要保持安静祥和的午睡环境,不在寝室打瞌睡、串岗、聊天。教师做好午睡记录,采取相应措施。比如对有时睡前开水喝得多或个别患有尿频症的幼儿,教师应有意识地加以观察并耐心地督促,或定时叫醒幼儿起床如厕,提高幼儿的睡眠质量。

> **知识拓展**
>
> ### 婴儿猝死综合征与睡姿
>
> 婴儿猝死综合征(Sudden Infant Death Syn-drone,SIDS)又名威胁婴儿生命症(Apparent Life Theatieaing Evests,ALTES),是指1岁以内婴儿,平素健康,无明显病史突然死亡,而死后尸解找不到明显的致病因素。研究表明,很多死于婴儿猝死综合征的婴儿脑部某些区域发育不良,当这些婴儿在睡眠中遇到呼吸问题时,可能无法及时醒来以摆脱危险。同时婴儿猝死综合征和睡姿之间有着明显的关系,美国儿科学会建议所有健康的婴儿应以仰卧的姿势入睡,不管是在午睡还是在夜间。仰卧的建议适用于1岁以下的婴儿,一些医生觉得除了仰卧,侧卧也是很好的选择。
>
> 摘自:[美]斯蒂文·谢尔弗.美国儿科学会育儿百科[J].6版.陈铭宇,周莉,池丽叶,等译.2020:50-53.

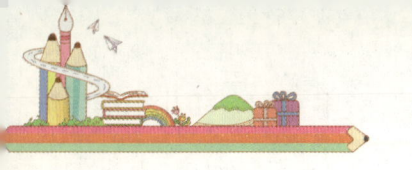

幼儿午睡中的照护

二、午睡中照护工作流程与规范要求

为了保证幼儿良好的睡眠质量，教师应关注不同年龄幼儿的差异，同时关注幼儿之间的个体差异，有针对性地提出相应的要求，逐步引导幼儿养成良好的午睡习惯。幼儿午睡中照护工作流程与规范要求见表7-7。

表7-7 幼儿午睡中照护工作流程和规范要求

流程	规范要求
睡眠中的巡视	1.认真巡视幼儿的午睡全程，动作轻柔，不离岗、不交谈、不做私活、不睡觉。 2.全面关注幼儿午睡情况，做好记录，保障幼儿午睡安全（发现幼儿出现睡眠异常情况时，应立即采取措施处理，必要时通知保健医生或相关人员，及时带幼儿去医院就诊）。 3.避免幼儿着凉或受热，检查幼儿有无踢被子、蒙头睡的情况，尽快帮助其调整，使幼儿保持正确睡姿。 4.冬季为幼儿盖好被子，夏季注意调节室内温度，空调温度设置不宜低于26℃。 5.尊重幼儿睡眠时间或需求上的个体差异，对早起或不午睡的幼儿有适当安排，并提醒幼儿不影响同伴。 6.关注特殊需求幼儿。

【小提示】

为了保证幼儿良好的睡眠质量，教师应关注幼儿之间的个体差异，有针对性地提出相应的要求，逐步引导幼儿养成良好的午睡习惯。

（1）坚持每天提醒幼儿右侧卧躺下，帮助幼儿调整不正确睡姿。如冬季应提醒幼儿将被子盖到脖子，双手放入被子内；发现踢被子或蒙头睡的幼儿，及时帮助盖好或拉下被子。

（2）安抚快速入睡。对精力旺盛的幼儿可用轻柔的语气提出睡眠要求，或用动作、表情暗示幼儿尽快入睡；对睡梦惊醒的幼儿要轻缓抚摸、柔声安抚，帮助其恢复平静继续入睡；对有恋物习惯的幼儿，可适当尊重其习惯，逐步引导改善。

（3）坚持巡回检查。坚持每15~20分钟观察巡视幼儿睡眠情况一次，重点关注特异体质或睡眠不安稳幼儿，做好记录；发现健康情况异常幼儿应及时按园内应急预案处置。

（4）轻声提醒有遗尿习惯的幼儿起床如厕，发现幼儿尿床要及时换洗、晾晒被褥，必要时与班级其他教师或幼儿家长取得联系。

（5）提醒早醒的幼儿保持安静，不影响其他幼儿继续午睡。

（6）落实交接制度。教师应向午睡值班人员做好交接班工作，明确说明幼儿的情况和应特别需要关注的地方；值班人员应做好午睡观察记录，如情绪状况、身体状况、睡眠异常等，便于离园时及时向家长反馈幼儿的午睡情况。

（7）冬夏空调温度保持22~26℃，避免风直吹向幼儿。

任务活动三　幼儿午睡后的照护

一、午睡后的照护工作任务与内容

（一）幼儿午睡后行为要求

午睡后的收拾整理有助于培养幼儿良好的自理能力和生活习惯，不同的年龄段有不同的行为要求，详见表7-8。

表7-8　幼儿午睡后行为要求

行为类别	小班（3~4岁）	中班（4~5岁）	大班（5~6岁）
起床生活自理	能够按时起床，在教师的帮助下穿好衣服、鞋袜，懂得有序喝水、如厕。	能按时起床，穿好衣服、鞋袜，并能有序喝水、如厕。	能按时起床，及时穿好衣服、鞋袜，并能根据自己的需要有序喝水、如厕。
整理床铺	无	在教师的指导下学习自己整理床铺。	能够自己整理床铺。

（二）午睡后照护工作任务与内容

1. 为幼儿营造起床环境，按时起床

在幼儿起床前5分钟将窗户关好，避免幼儿着凉；播放舒缓的音乐，打开寝室照明灯唤醒睡眠中的幼儿（见图7-9）。提供小梳子、镜子，便于午睡起床后，让幼儿梳头，短发自己梳，长发可互相帮着梳。

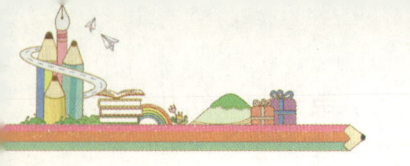

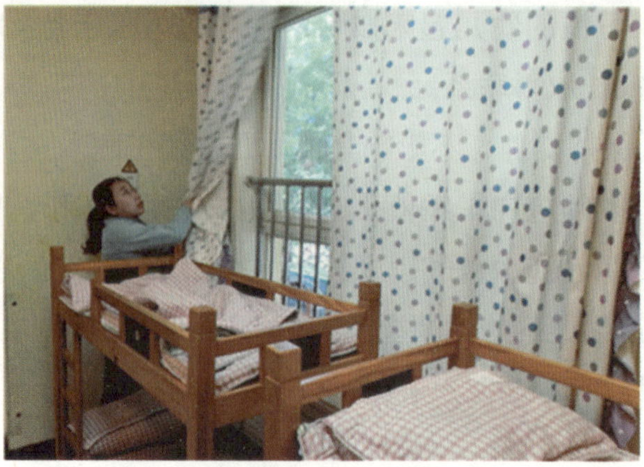

图 7-9　起床准备

2. 协助幼儿有序穿衣、梳头，培养自理能力

起床后是培养幼儿自理能力的重要时机，教师应协助幼儿穿衣服，根据气候变化为幼儿增减衣服，提醒幼儿不站在床上穿衣。引导幼儿学会穿开胸衣和套头衫，掌握穿衣顺序（穿上衣—穿裤子—穿袜子—穿鞋子），帮助动作慢的幼儿提高速度。仔细检查幼儿衣服穿戴是否整齐，鞋子有无穿反，并帮助调整不整齐的着装。午睡后，也可以让幼儿自己动手整理床铺，对幼儿提出的整理内容与要求应根据本园的午睡设施而定（见图7-10）。组织幼儿有序进行如厕、盥洗、喝水等活动。

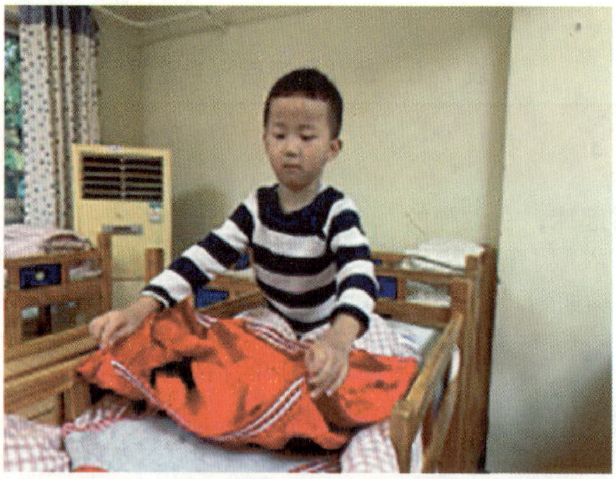

图 7-10　幼儿起床

3. 整理清洁寝室

整理有序的环境可减少病毒的滋生，有利于下次午睡活动的开展。幼儿离开寝室后，教师开窗通风，整理被褥，清洁卫生。在幼儿离开寝室后，教师开始整理被褥的工作，避免扬起的灰尘被幼儿吸入。按时对寝室进行紫外线消毒（见图7-11）。如教寝分开，教师还须留在寝室，帮助和督促还未穿好衣物的幼儿。

单元七 幼儿午睡照护

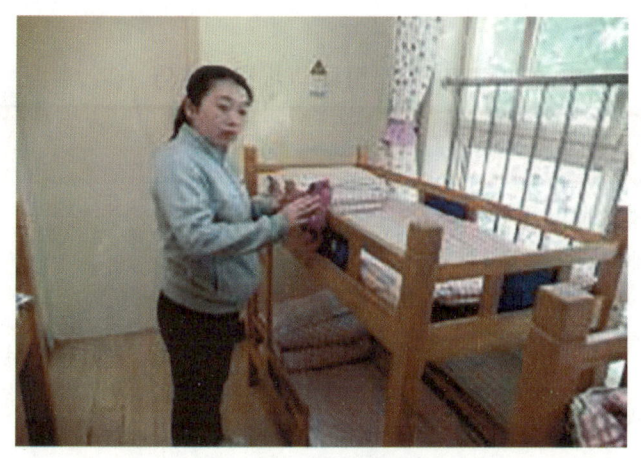

图 7-11 寝室清洁消毒

二、午睡后照护工作流程与规范要求

午睡后的照护主要有起床准备、起床和整理三个环节，见表7-9。

表 7-9 幼儿午睡后照护工作流程与规范要求

流程	规范要求
起床准备	以舒缓音乐唤醒幼儿，调整光线。
起床	1. 观察幼儿体温、面色、情绪等，关注特殊体质幼儿护理（测量体温，记录幼儿健康状况）。 2. 指导幼儿有序穿好衣服、鞋袜。 3. 整理床铺，发现幼儿有尿床现象及时清洁处理。 4. 组织并提醒幼儿如厕、盥洗、喝水。
整理	1. 开窗通风，保证寝室空气清新。 2. 整理床铺，打扫床铺、地面卫生。 3. 做好被褥、空气、设备的消毒。

幼儿午睡后的照护

【小提示】

起床后的穿衣是培养幼儿自理能力的重要时机，正确引导幼儿穿衣整理（见表7-10），有助于幼儿形成自我服务的独立生活能力。

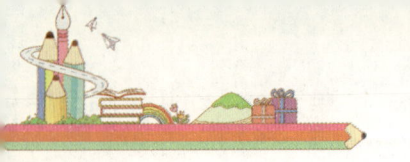

表 7-10 引导幼儿穿衣技巧

项目	操作方法	儿歌
开襟上衣	1. 先分辨衣服的里外和前后，双手抓住衣领。 2. 将衣服朝里的一面对着前面，领口贴近腹部（衣服自然下垂），用双手抓住衣领向后甩，将衣服披在肩上，用手攥住内衣袖子，再将手伸入外衣袖内。 3. 翻好衣领，将衣服的前襟对齐，可自下而上系扣子。 4. 扣纽扣。一手捏住纽扣，一手捏住扣眼，将纽扣对准扣眼，从里往外塞，解开时从外往里塞，认真检查扣子是否一对一扣好了，领子是否翻平整了。	（一） 抓领子，盖房子； 小老鼠，钻洞子。 左钻钻，右钻钻； 吱吱吱，上房子。 （二） 大门向外抓领子，轻轻向后盖肩膀； 一左一右伸袖子，咔嚓咔嚓系扣子。
套头上衣	1. 分清前后，前面朝下（领口低的是前面），先将头钻入领口。 2. 将衣服正面转到胸前，两手分别从底边进入，从两侧的袖口出来。	（一） 一件衣服四个洞，宝宝钻进大洞洞； 脑袋钻出中洞洞，小手伸出小洞洞。 （二） 爬爬爬，爬爬爬，抓住衣边往下滑； 最先露出脑袋瓜，捏住袖口伸进去， 左手右手伸出来，最后衣边向下拉。
裤子	1. 辨别裤子的前后，可在幼儿裤子前后绣上明显的记号。 2. 双手拉住裤腰两侧，同时伸进裤筒。 3. 站立后提裤子，将内衣塞在裤子里，并扣上扣子或拉上拉链。	（一） 宝宝自己穿裤子，好像火车钻山洞； 呜呜呜，呜呜呜，两列火车出山洞。 （二） 找好前面小标记，一左一右穿进去， 抓紧裤腰前后提，裤缝对着小肚脐。
袜子	1. 分辨袜子的不同部位，如袜尖、袜底、袜跟、袜筒。 2. 将袜跟朝下，双手抓住袜口，将脚从袜口伸到袜跟处，将袜口拉至脚踝。 3. 将袜筒包住衬裤的裤脚，为穿毛裤做准备。	缩起小脖子（拿住袜筒两侧）， 钻进小洞子（穿进袜尖）， 拉起长鼻子（拉袜筒）， 穿好小袜子。
鞋	分辨鞋的左右脚，并将它们放正，然后两脚分别穿上鞋，用手提鞋跟，最后系鞋扣或鞋带。	小鞋子，像小船， 小脚丫，像船长。 穿好鞋子真神气， 开着小船到处玩。

续表

项目	操作方法	儿歌
被子	1. 把被子平铺，四个被角也要铺平，注意被芯被套不分离。 2. 引导幼儿沿着被子的长边向内对折，注意要对齐边。 3. 将短边的两头向中间折，注意对齐压平整。 4. 将枕头放在被子上方，铺平放正。	铺开小花被， 将它理平整， 先把长边叠中间， 再抓被头和被尾， 被头被尾向中折， 最后变成大嘴巴， 整整齐齐放床边。
床铺	1. 将床铺上的衣物整理，放置一旁。将被子平铺在床上，长边顺着床的方向放好，教师可协助铺平。 2. 引导幼儿学习叠被子的方法，先长边对折，再两头对折，最后将枕头放置在被子上。 3. 将叠好的被子放置小床的床头，开口朝外。	小被子，里朝上， 先叠长边对中间， 被头被角向中折， 小小枕头上边放， 对齐叠好放床头， 我的小手真能干！

知识拓展

保育工作环节：整理床铺

"整理床铺"这一保育工作环节进一步地规范化、细致化，能促使保育工作水平上一个新台阶。其内容包括：

1. 套棉絮：床套和被套的四个角要和棉絮角对齐，长短边对齐，抖开拉平，最后系上床套和被套绳。

2. 铺褥子：将床套的长短边按床的方位铺平整，四个角压入床角，抚平让床套不翘起。

3. 叠被子：将被子铺平，先将长边压平向里对叠，再将短边压平向里对叠，最后再次对叠后把被子整理成方形，棉被形状棱角分明。

4. 整理床铺：床单、枕头平整，无褶皱，无突起。被子叠放成方块状摆放于床铺的一边，全寝室的被子统一放在一个方向。

5. 整理床铺小窍门：先将被子叠整齐，再将枕头来盖帽，双手抚平小床单，再把被子放上面。

思考与练习

1. 充足睡眠对幼儿健康有什么价值？幼儿每日需要多少睡眠时间？
2. 在幼儿睡前准备中，蕴藏着许多教育资源，你能找到并做到吗？

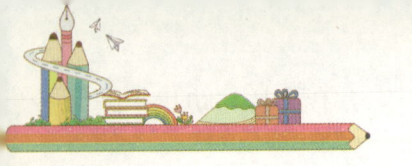

3. 幼儿午睡安全隐患识别与应对：在静悄悄的寝室中，往往存在着许多安全隐患，如果教师的安全意识不强，观察不细致，很可能会导致许多意外事故的发生。请利用身边的资料和自身的实习经验，小组合作归纳幼儿睡眠中可能存在的安全隐患，并完成下表的填写。

幼儿午睡不安全现象	可能导致的不良后果	预防方法

4. 小组合作，自选内容设计与家长进行睡眠保育沟通情节，并写下沟通过程。如小组模拟与易尿床幼儿家长沟通，了解其在家尿床情况，分析形成原因，商讨解决办法。

单元八　幼儿离园照护

情境导入

随着"美好的一天结束了，小宝贝们要回家了"儿歌的响起，小朋友们穿戴整齐，背着自己的小书包坐等爸爸妈妈的到来。打开幼儿园的大门，爸爸妈妈排着长长的队伍等待小朋友们放学。中二班的乐乐小朋友看到妈妈高兴地跑到妈妈的怀抱，只见她向妈妈撒娇，想在幼儿园多玩一会儿，于是妈妈就带着乐乐去玩滑滑梯了。不幸的是，乐乐的手受伤了，老师和妈妈立即将其送到医院，其他小朋友只能由大一班王老师负责离园接待。眼看小朋友都回家了，大一班的琪琪一直没有人接，琪琪非常伤心，王老师一边给琪琪讲故事，一边等待琪琪家人的到来。来了一位小姑娘，说是琪琪的表姐，而琪琪却不认识她，老师只好给琪琪妈妈打电话确认，但是琪琪妈妈的电话一直无人接听，这可怎么办呢？

讨论

1. 幼儿离园时，教师应该做好哪些工作确保幼儿安全离园？
2. 放学后，家长带着幼儿在幼儿园玩耍导致幼儿受伤害，谁负主要责任？
3. 面对无法按时离园的幼儿，教师和家长应该怎么做？

知识导图

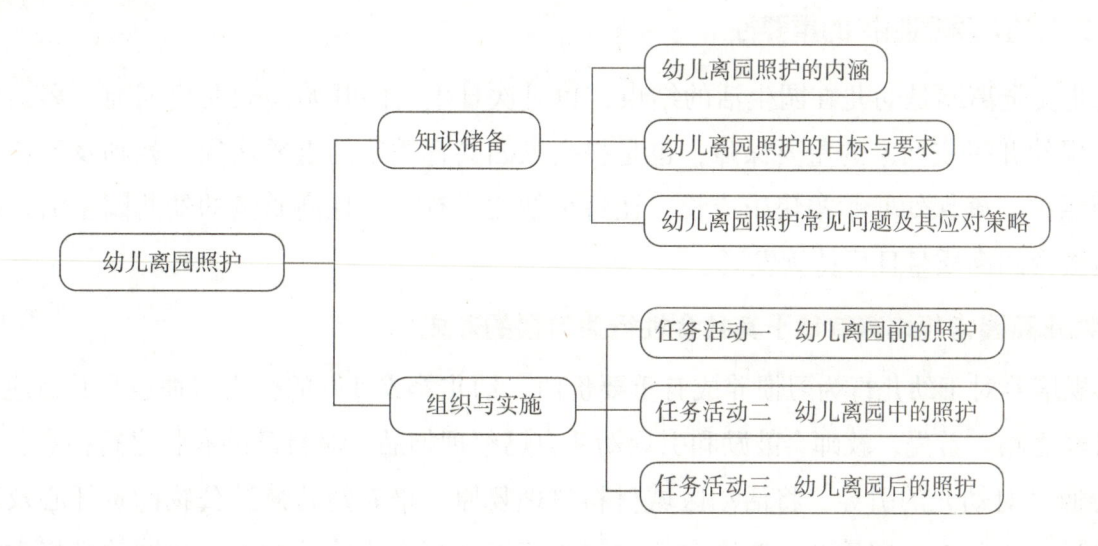

幼儿离园照护
- 知识储备
  - 幼儿离园照护的内涵
  - 幼儿离园照护的目标与要求
  - 幼儿离园照护常见问题及其应对策略
- 组织与实施
  - 任务活动一　幼儿离园前的照护
  - 任务活动二　幼儿离园中的照护
  - 任务活动三　幼儿离园后的照护

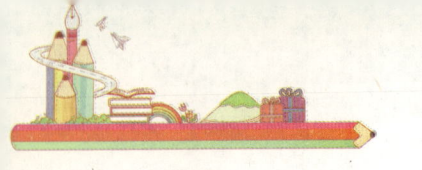

学习目标

1.了解幼儿离园的概念,知道如何根据幼儿年龄的特点进行离园照护。

2.认识到养成良好的离园习惯对幼儿发展的重要性,在教学活动中能注重培养幼儿自主整理物品、平静等待、文明离园、遵守秩序等良好习惯。

3.熟练掌握幼儿离园的照护流程,能按工作要求组织好幼儿离园,能够灵活处理幼儿离园过程中出现的问题,培养幼儿良好的离园习惯和自我服务的能力。

4.通过对离园照护环节的学习和实践,树立尊重幼儿、理解幼儿和关爱幼儿的职业意识。

知识储备

一、幼儿离园照护的内涵

(一)幼儿离园照护的含义

离园是幼儿在幼儿园一日生活的最后一个环节,幼儿结束一天的幼儿园集体生活,安全快乐地回到家庭,就是离园工作的最好表现。离园也是总结一天活动的好时机,教师要利用这个时机对一日生活进行简单总结,培养幼儿喜欢幼儿园,愿意来幼儿园的情感。离园环节组织的效果如何,直接影响幼儿的情绪和回家后的表现,甚至会影响第二天来园的积极性,因此要重视幼儿的离园照护。

(二)幼儿离园照护的重要性

幼儿安全离园是幼儿在园生活的结束,也是次日生活的开始。幼儿离园前、离园中的照护是确保幼儿平安回家的重要保障,也是提高家园共育质量的重要途径,教师及家长必须做好离园照护,确保幼儿幸福快乐成长,让每个幼儿享有公平且高质量的幼儿园生活,促进我国学前教育的高质量且可持续发展。

1.幼儿离园常规培养有助于其社会性行为习惯的养成

常规培养对于幼儿行为习惯养成有重要价值,幼儿养成良好的行为习惯也是其适应社会生活的必经之路。首先,教师会鼓励和引导幼儿自己整理物品,对自己的衣物进行检查;其次,教师会通过对幼儿的引导,将活动区域材料整理复原,培养幼儿爱护公物的责任心及动手能力;最后,教师会教授幼儿在离园前要有耐心等待和自主排队的意识。离园前良好常规的训练，能够培养幼儿好的社会性行为习惯，能给幼儿一日的幼儿园生活画上完美的句号。

2. 离园前的自主活动有助于培养幼儿的探究能力

生活中处处有问题，处处可探讨，将离园活动组织中的自主活动部分作为切入点能够有效培养幼儿的探究能力。例如，离园活动中的幼儿自主阅读、自主活动、自主桌面游戏等，可以让幼儿充分发挥主观能动性，主动发现问题并且和其他幼儿共同探讨，从而体验快乐，能让普通又枯燥的离园变得生动有趣。幼儿可以在自主活动中得到成长。

3. 离园照护能减少幼儿的安全问题

在离园的这段时间，幼儿本身就情绪激动，加之该阶段的幼儿天性活泼好动，对外面世界充满好奇，稍微不注意，就可能有安全问题发生。在离园时，班级教师、保育员、值班领导、门卫等各司其职，组织好幼儿离园活动，能够转移幼儿的注意力，防止幼儿因为没事干到处乱跑出现安全问题或其他意外情况。

二、幼儿离园照护的目标与要求

（一）幼儿离园照护的目标

（1）为幼儿创设轻松愉快的氛围，保证幼儿安全离园。
（2）幼儿能积极主动、有礼貌地向教师和小朋友告别，养成良好日常行为习惯。
（3）做好家园共育工作，保证幼儿生命安全与身心健康，使其健康快乐成长。

（二）幼儿离园照护的要求

幼儿离园是幼儿在园的最后环节，也是非常重要的环节。离园前，教师要为幼儿做好物品及心理准备工作，保证幼儿能安全离园。离园时，家长要和教师做好对接工作，教师向家长告知幼儿在园情况，家长也要及时了解幼儿在园情况，确保家园共育，使幼儿健康快乐成长。离园后，教师要积极总结与反思，并做好次日工作准备。幼儿离园照护的常规要求见表8-1。

表8-1 幼儿离园照护的常规要求

环节	家长	教师	保育员
离园照护	1. 按时去幼儿园接幼儿回家。 2. 积极主动配合幼儿离园工作，及时与教师沟通幼儿在园情况。 3. 向幼儿了解其在园生活，为幼儿次日入园生活做准备。	1. 做好离园前的整理工作。 2. 组织好离园等待活动。 3. 做好家长接待工作。 4. 严格执行幼儿离园交接制度。 5. 热情与每个幼儿道别。 6. 做好离园清洁安全工作。	1. 帮幼儿整理好衣物，使其穿戴整洁。 2. 做好卫生消毒及安全工作。 3. 做好健康教育知识宣传。

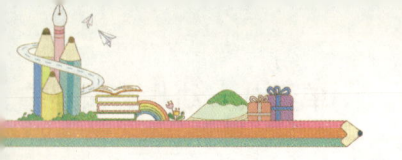

三、幼儿离园照护常见问题及其应对策略

（一）幼儿园离园常见安全问题

1. 离园时家园沟通不畅导致的安全问题

幼儿处于生长发育时期，免疫力较低，且缺乏自我保护的意识及能力，在幼儿园生活学习中，偶然发生碰伤、感冒发烧等情况是较正常的。但有些教师往往在离园时没有仔细地对幼儿进行观察，或者幼儿白天受伤了没有及时发现。家长接幼儿时，教师没有向家长反映情况，家长回家后才发现幼儿身体不适。有些病情特殊的幼儿没有及时被发现而导致病情加重，引发生命危险。

2. 未严格落实接送管理制度导致陌生人入园，引发安全问题

有些幼儿园门口把关不严，保安凭经验放行家长；有的幼儿园在给家长办理接送卡时没有核实幼儿家长身份；家长忘带接送卡时，没有严格把关，导致家长不重视持卡接送幼儿。持卡接送管理不到位，就可能会导致陌生人员随意进出幼儿园。另外，家长认为接送卡可有可无，或者对幼儿园门口安保人员不信任等，严重时会引起幼儿走失、不法分子破坏园区或伤害和抢走幼儿等安全问题。

3. 非幼儿监护人代接幼儿导致的安全问题

一些家长监护人偶尔有事无法前来接幼儿，就会委托他人接幼儿。如果幼儿园没有认真核实事情原因，没有对受委托人进行身份核查，就贸然让他人接走幼儿，很容易引发安全问题。曾有不法分子冒充幼儿亲戚把幼儿接走，当时冒充者顺利进入幼儿园并来到幼儿所在的班级，当班级教师询问冒充者时，他能把幼儿家长及幼儿的相关信息清楚地说出来，班级教师没有严格核实就相信了冒充者，任其将幼儿带离幼儿园。这说明，幼儿园接送管理不到位，可能会使不法分子有机可乘。

4. 家长接幼儿时在幼儿园逗留发生意外安全事故

放学后，有时家长接到幼儿会让其在户外玩耍，这时如果家长没有照顾好幼儿，有可能也会引发安全事故。出现这种问题后，有的家长认为幼儿还没有离开幼儿园，只要在幼儿园发生事故就完全是幼儿园的责任，随即与幼儿园产生矛盾冲突，甚至家长会因为诉求得不到满足而把幼儿园告上法庭。这种情况的发生往往是幼儿园安全意识不到位、安全制度不完善及家长不配合幼儿园规定等原因造成的。

（二）解决离园安全问题的策略

1. 做好离园安全检查工作

教师要利用离园前的时间对幼儿进行安全教育，提醒幼儿离园需要注意的安全事项。同时引导幼儿对个人身体及物品进行自我检查，身体感到不适或发现不安全的物品要及时告知教师，从而使教师及时有效地处理。

2. 制订并严格执行接送卡制度

为了加强幼儿园的安全防范工作，切实把好幼儿接送关，幼儿园可以制订接送卡制度，为家长办理接送卡，让家长凭卡接送幼儿，这既能增强家园双方对接送环节的防范意识，又能确保幼儿的人身安全。来园时家长从幼儿园领取接送卡，在幼儿离园前，家长必须持卡刷卡入园后到班上，从班级教室接走幼儿，同时在班级做好离园监护人签名确认。入园刷卡能保证家长持卡入园，防止外来人员进入。而班级离园登记，能确认接幼儿的人员的具体身份，同时保证家长顺利接走幼儿。

3. 制订并执行严格的幼儿代接管理制度

幼儿园要制订完备的幼儿代接管理制度并严格执行。家长由于个人原因不能亲自接幼儿，需要委托其他人员接送幼儿时，必须告知教师，原则上要提前一天向教师交代事情缘由，并由教师提前向办公室进行报备，再由办公室发放临时接送条给该幼儿监护人（接送条上标注幼儿姓名、班级、受委托人身份证及手机号码等）。受委托人接幼儿时必须持该幼儿接送卡及临时接送条方可接送幼儿。而对于长期委托他人接送幼儿的，家长必须在学期初将委托书和受委托人的身份证复印件交给教师及办公室备案。当天临时有事不能接幼儿的家长，要通过电话告知教师，由教师登记受委托人的身份证号及电话号码，受委托人接幼儿时必须出具家长的委托说明及其身份证原件以供核查，同时教师当场拨打该幼儿家长电话，现场核实后方可放行。

4. 在确保安全的情况下灵活处理未持卡家长接幼儿的问题

有些家长接幼儿时偶尔会忘记带卡，针对这种情况，幼儿园应让未持卡的家长在幼儿园门口等候，待持卡家长刷完卡后，再让未持卡的家长拨打教师电话说明原因，再由教师告知门卫确定情况，由教师把该幼儿送到门口交到家长手中。家长同时要在保安室进行未持卡登记，签字后方可接走幼儿。

5. 开展离园洁园行动

家长在班级接走幼儿后，为了防止幼儿继续逗留在幼儿园活动出现事故，可通过广播引导家长带领幼儿离开幼儿园；也可以安排后勤人员轮流值勤，在幼儿园公共场地，特别是户外游乐场地站岗，提示家长和幼儿离园；同时，保洁人员可对园内公共设施有效地进行清洗消毒，确保器械设备干净整齐。

6. 做好家长接送幼儿交通安全的引导工作

落实好家长接送幼儿交通安全的引导工作，杜绝使用无牌无证车辆接送幼儿。幼儿园要做好交通安全引导和教育，帮助家长转变不良观念。例如通过"给家长一封信"的形式，告诉家

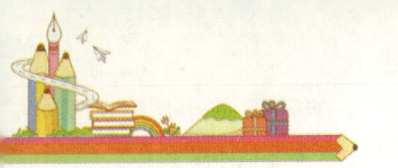

长使用无牌无证交通工具的危险性；列举一些真实的事故案例让家长了解发生事故的原因及其造成的后果；同时签订安全协议，引导家长履行监护人职责，确保幼儿人身安全。在安全教育中，可以引导幼儿辨别危害，了解安全出行的方式方法，有效落实相关安全工作。

组织与实施

任务活动一　幼儿离园前的照护

一、离园前照护工作任务与内容

离园前照护是指幼儿在离园之前，保教人员和幼儿一起所做的准备工作。主要如下：

（一）幼儿离园前行为要求

幼儿离园前的准备是保证幼儿顺利离园的前提，幼儿离园前行为要求见表8-2。

表8-2　幼儿离园前行为要求

行为类别	小班（3～4岁）	中班（4～5岁）	大班（5～6岁）
离园整理	在教师的帮助下整理好自己的衣物、鞋帽和个人物品。	大多幼儿在教师提醒下能整理好自己的衣物、鞋帽和个人物品，少数幼儿在教师的帮助下完成。	大多数幼儿能自主整理好自己的衣物、鞋帽和个人物品，少数幼儿在教师的提醒下也能自主完成。
参与离园活动	愿意参与教师组织的离园活动，在活动中比较专心。	愿意参与教师组织的离园活动，在活动中有一定探索行为；在教师提醒下能将活动材料归位。	愿意参与教师组织的离园活动且能主动探索，活动结束时能自主将活动材料归位。
离园情绪	情绪基本稳定，个别哭闹或焦躁幼儿在教师安抚下能较快平静下来。	情绪较为稳定愉快，很少出现着急、焦躁或不遵守规则等行为。	情绪稳定愉快。

（二）离园前照护工作内容与要求

1. 做好离园前的整理工作

一是幼儿仪表的整理，检查幼儿服装穿戴是否整洁适宜（见图8-1）。二是个人物品的整理，组织幼儿检查、收拾好自己的生活和学习用品。三是分发物品的整理，组织幼儿检查需要带回家的相关物品。

2. 稳定幼儿情绪，组织好离园等待活动

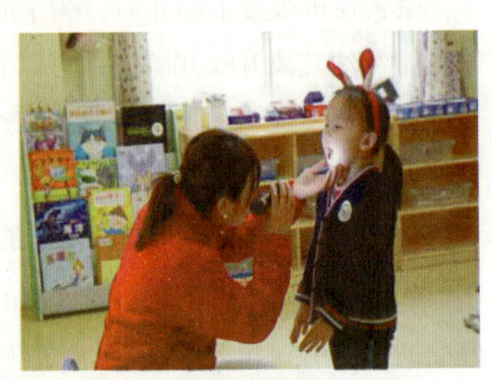

图8-1　离园前检查幼儿身体

—126—

一是安抚幼儿情绪，与幼儿进行简短谈话。二是总结回顾当日情况，交代次日活动准备和要求。三是组织幼儿开展小型安静教育活动，如读绘本、听故事、诗歌等（见图8-2）。

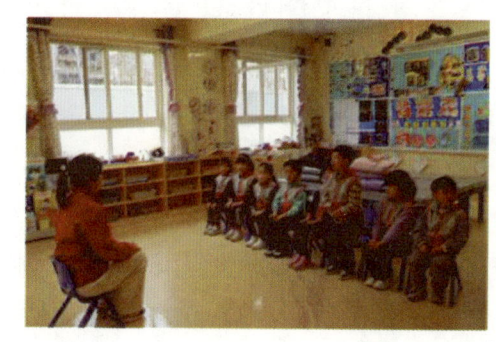

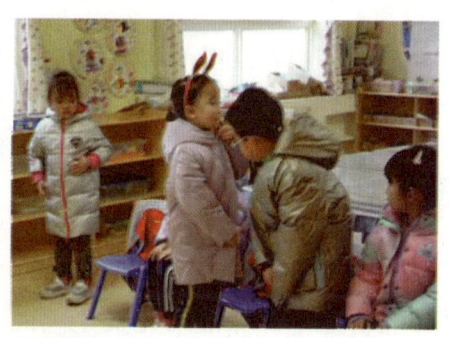

图 8-2　组织离园活动

3. 提前做好家长接待工作

一是准备好幼儿接送牌。二是做好幼儿观察记录表，准备好与个别家长的沟通与交流（见图8-3和图8-4）。

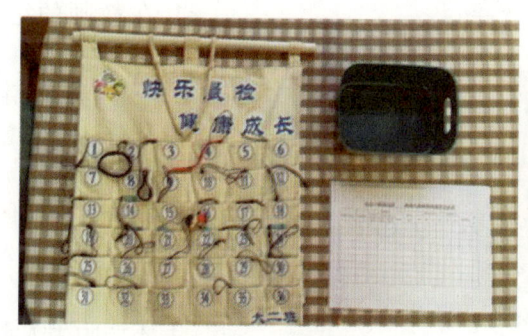

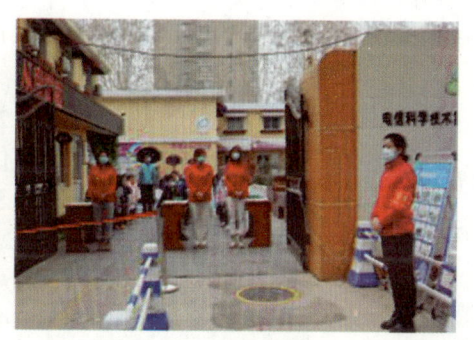

图 8-3　离园物品　　　　图 8-4　人员到位

二、离园前照护工作流程与规范要求

离园前的照护主要有离园前清洁与整理、开展离园活动、做好家长接待准备三个环节，见表8-3。

幼儿离园前的照护

表 8-3　幼儿离园前照护工作流程与规范要求

流程	规范要求
离园前清洁与整理	1. 检查幼儿是否想如厕、盥洗，小班幼儿是否有尿湿等情况。 2. 帮助或提醒幼儿整理好着装，冬天帮幼儿把上衣掖进裤子里，涂抹护手护脸霜。 3. 帮助或提醒幼儿整理好个人物品，分发要带回家的物品。
开展离园活动	组织幼儿坐好，开展较为安静的活动，可以回顾当天活动，开展谈话活动、手指游戏、绘本阅读等，稳定幼儿情绪；若是看动画片要注意时间不长于15分钟。
做好家长接待准备	1. 准备好接送牌。 2. 查看当天幼儿观察记录或教学日志，做好与个别幼儿家长沟通的准备。

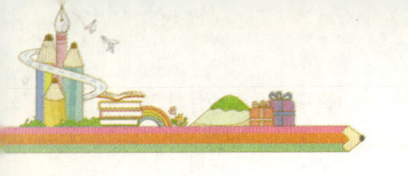

任务活动二　幼儿离园中的照护

一、离园中照护工作任务与内容

离园中的照护是指幼儿离开幼儿园时，保教人员、家长及幼儿互相沟通与交流幼儿当日情况，并了解次日准备工作，保证幼儿安全离园。

（一）幼儿离园中行为要求（见表8-4）

表8-4　幼儿离园中行为要求

行为类别	小班（3~4岁）	中班（4~5岁）	大班（5~6岁）
离园秩序和安全	1.在教师的引导下排队离园。 2.下楼梯或行走过程中能牵住成人的手，不乱跑乱跳。 3.离班后在园区玩耍时能注意安全。 4.不跟陌生人走。	1.在教师的组织下排队离园。 2.下楼梯或行走过程中能牵住成人的手，不乱跑乱跳。 3.离班后在园区玩耍时能注意安全，在成人提醒下愿意离开。 4.不跟陌生人走。	1.在教师的组织下排队离园。 2.下楼梯或行走过程中不乱跑乱跳，能注意保护自己和其他小朋友。 3.离班后在园区玩耍时能注意安全，在成人提醒下愿意离开。 4.不跟陌生人走。
离园礼仪	在教师或成人提醒下能跟同伴、教师、门卫、值班园长等打招呼再见。	能主动或在教师和成人提醒下跟同伴、教师、门卫、值班园长等打招呼再见。	能主动跟同伴、教师、门卫、值班园长等打招呼再见。
离园等待	1.能较为安静地等待教师叫自己名字，叫到自己时能较为迅速地反应并前往教室门口。 2.等待过程中的急躁情绪在教师安抚下能较快缓解。 3.晚接的幼儿在教师安抚下能继续等待，能基本平静地与教师游戏。	1.安静地等待教师叫自己名字，叫到自己时能较为迅速地反应并前往教室门口。 2.等待过程中较少出现焦躁情绪。 3.晚接的幼儿在教师安抚下能继续等待，能继续自主玩耍或与教师游戏。	1.安静地等待教师叫自己名字，叫到自己时能较为迅速地反应并前往教室门口。 2.等待过程中不会出现焦躁情绪。 3.晚接的幼儿在教师告知原因后能继续平静等待，能自主玩耍或与教师游戏。

（二）离园中照护工作内容与要求

就家长而言，要有序排队，凭接送卡与教师交接幼儿（见图8-5）。

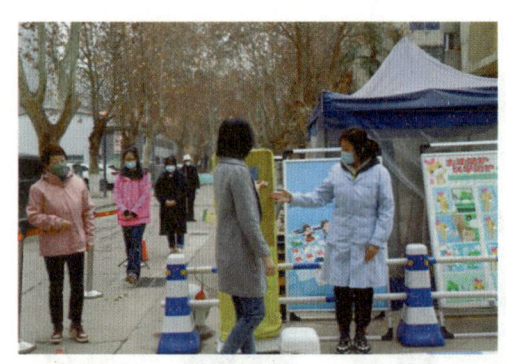

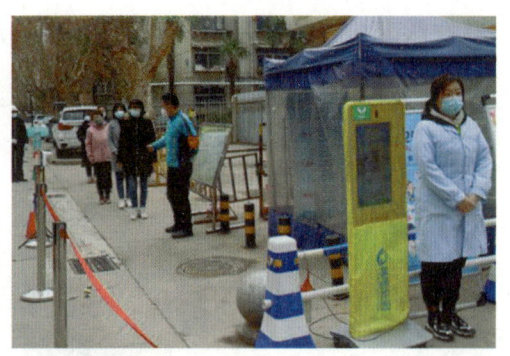

图8-5 家长排队有序接幼儿

了解幼儿情况"三看":一看幼儿园和班级有无通知;二看家园栏;三看展示的幼儿活动作品和教师的活动记录。

与幼儿交谈"三问":一问幼儿在园情绪;二问当日做了什么游戏;三问有什么想告诉家长的事。

若当日有特殊情况的幼儿,应主动与保健教师联系,了解幼儿在园的一日生活及身体情况,询问应协助的事宜。每月与班级教师、保育员交流沟通一次,了解幼儿在园发展情况,及时反馈幼儿在家情况,并进行教育、行为习惯、心理健康的咨询,针对幼儿存在的问题共同商议有利于幼儿发展的个性化教育措施。

幼儿和家长过于密集的,尽可能带幼儿即刻离园。穿行楼道时教育幼儿爱护楼道内的设施,不上窗台,不在暖气台上行走,不从楼梯扶手上往下滑,避免安全事故的发生。根据教育活动的需要和幼儿园要求,带领幼儿准备好次日活动的物质材料。

就幼儿而言,愉快离园,主动使用礼貌用语向教师说再见。注意安全,不跟陌生人走。收拾好自己的生活和学习用品。与家长交流当日在幼儿园的生活及活动情况。

就教师而言,提醒幼儿有礼貌地向教师和小朋友告别。根据需要用小黑板、便条、家园栏等方式向家长介绍幼儿当日在园情况或通知有关事宜(见图8-6)。严格执行幼儿离园交接制度,教师要做好工作分配,一位教师注意组织幼儿有序离园,另一位教师可向家长适当反映幼儿在园情况,有针对性地向幼儿家长提出指导性建议,共同配合教育。一定要把幼儿亲手交给家长,遇有陌生人来接,必须进行电话或其他可信方式的相关确认。有班车接送的幼儿园应特别注意班车的卫生、安全,严格执行交接幼儿的制度。做好个别特殊幼儿的交接。如:生病的幼儿和当天表现异样的幼儿,应向家长详述幼儿在园的生活及活动情况,提出希望得到家长配合与支持的要求和具体方法。对未及时接走的幼儿应与家长联系并组织活动等待,直到幼儿家长来接。教育幼儿不在操场、草地上追跑、打闹、拆卸玩具、互相投掷。待所有幼儿离园后,再做好次日各项活动的准备。

就保健教师而言,向全日健康观察中有问题的个别幼儿的家长,重点、扼要、客观地汇报该幼儿的相关情况,积极主动地争取家长的理解与配合,保留好相关资料,做好相关记录。家

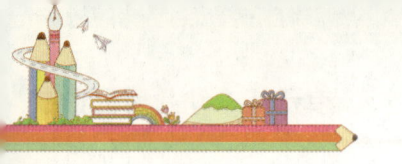

长取回当天没有服用完的药品，并做好登记。做好健康教育知识宣传。

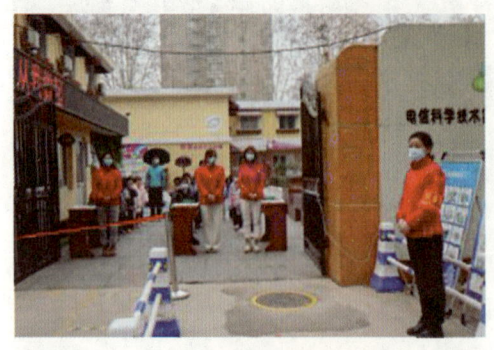

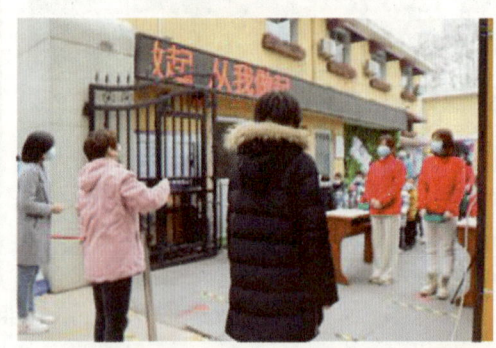

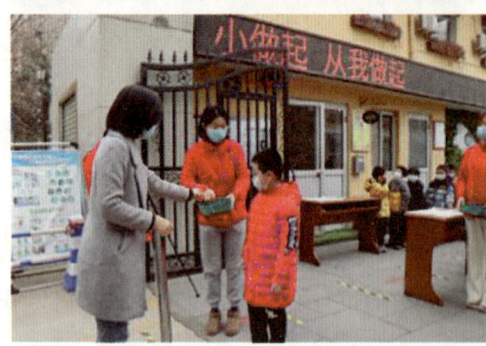

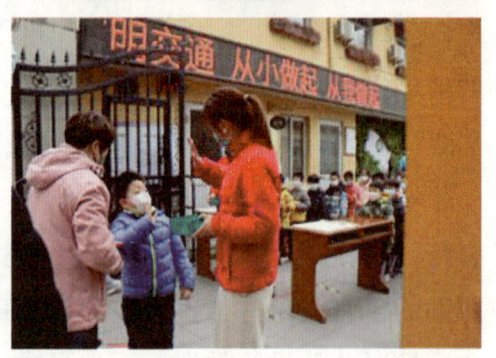

图 8-6 教师与家长交接，与幼儿告别

二、离园中的照护工作流程与规范要求

离园中的照护主要有组织幼儿排队、交接幼儿、家长沟通三个环节，见表8-5。

表 8-5 幼儿离园中照护工作流程与规范要求

流程	规范要求
组织幼儿排队	提前组织幼儿排队或做好离园准备，排队中等待时间不宜过长，可以做一些手指游戏或念儿歌。
交接幼儿	1. 按接送制度严格交接幼儿，确保将幼儿交到安全的家长手中，遇到不熟悉的亲人或朋友来接一定跟幼儿父母或监护人沟通。 2. 一位教师交接，另一位教师负责看管剩下幼儿，稳定幼儿情绪和秩序。
家长沟通	与家长就幼儿当天情况进行简短沟通，有特殊情况或需要重点沟通的幼儿可以请家长和幼儿稍微留一下，等离园结束后再进行详细沟通。

1. 定点定位定责，缓解交流矛盾

一个班级三位教师应当将重心放在组织幼儿有序离园上，三位教师要定点、定位、定责，三点分工合作，负责收整物品以及与家长交流，这样既让家长看到幼儿在园良好的游戏状态和饱满的精神状态，又能了解幼儿一天的活动情况。

2. 必学选学多样，活动更富趣味

教师要避免一刀切的活动选择方式，学会"放权"，针对幼儿具体的需要开展不同的活动。根据幼儿的兴趣需要及年龄特点同时开放几个项目进行选择。比如：区域活动自主选择，采取名额预订的方式，一个区域的人数满额以后可以继续到其他区域选择，每月的每个区域都有必学与选学，根据难易程度还设有一星、两星、三星的选择，更自主，更关注幼儿的最近发展区能力发展，也让幼儿更加拥有一定的选择权。

3. 学会赞美感恩，快乐延伸到家

离园环节也是一段愉悦的师幼互动与同伴互动的愉悦时光，有一句话是这么说的，这是一个"提醒幸福感觉"的时光。教师可以通过总结性的方式，引导幼儿发现这一天发生的快乐事情，以及发现同伴身上的"闪光点"，让幼儿学会赞美同伴今天的良好表现。这样一来，被赞美的幼儿不仅能够在结束一日在园生活后带着一份愉悦的心情回家，并且对美好的明天有所期待和向往，能从中学会感恩，学会发现美、欣赏美，帮助幼儿树立正确的自我评价，从他评中更加深刻地认识自己，改善自己。

4. 明确规则意识，活动更具秩序

平日里，应当注重对幼儿常规的培养，帮助幼儿养成规则意识，做到"要求先行"。对幼儿离园活动要建立规则，不能使幼儿感到前后矛盾，无所适从。离园活动前，教师可重述纪律要求，让幼儿加深印象，自觉地付诸行动。家长也应当有一定的秩序意识，教师可通过家长会、家长座谈活动将离园规则传达给家长，让有单独交流愿望的家长学会等待，避免教师因顾此失彼无暇顾及而导致幼儿发生安全事故。

如果一日活动的组织是"画龙"，那么趣味丰富的离园活动则是"点睛"。教师应当明确离园环节的价值，它不是一件小事，而是一件大事，它是在细节中成就完美的过程。在尊重幼儿个体需求的基础上组织开展多样化的离园活动，让秩序、趣味、快乐、希望成为优质离园活动的教育精髓。

幼儿离园中的照护

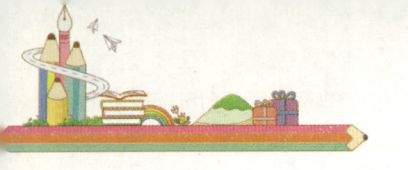

任务活动三　幼儿离园后的照护

一、离园后照护工作任务与内容

离园后的照护是指幼儿全部离园后，保教人员为次日保教活动所做的准备工作。

（一）幼儿离园后行为要求（见表8-6）

表8-6　幼儿离园后行为要求

行为类别	小班（3~4岁）	中班（4~5岁）	大班（5~6岁）
归家途中	1. 能够自己行走一段路程，行走过程中能遵守简单的交通规则，注意安全。 2. 情绪愉悦，会主动或在家长询问下分享幼儿园发生的事情。 3. 观察路途中发生的事情。	1. 能够自己行走或在成人陪伴下乘坐交通工具回家，行走过程中能遵守交通规则、注意安全。 2. 情绪愉悦，会主动跟家长分享幼儿园发生的事情，能较为全面流畅地表达。 3. 观察路途中发生的事情，感知外在事物。	1. 能够自己行走或在家长陪伴下乘坐交通工具回家，行走过程中能遵守交通规则、注意安全。 2. 情绪愉悦，会主动跟家长分享幼儿园发生的事情，能全面流畅地表达。 3. 观察路途中发生的事情，对外在事物感兴趣。

（二）离园后照护工作内容与要求

就幼儿来说，积极主动地与家长进行沟通交流，向家长讲述幼儿园的生活点滴；和家长一起完成教师布置的学习任务，并为次日生活做准备。就保教人员来讲，主要工作内容和要求有：

1. 及时总结当日工作

工作总结是后续工作开展的重要基础和环节，对后续工作改进和质量提升至关重要，教师应将工作日结常态化，及时反思和改进，做好记录和制订改进计划（见图8-7）。

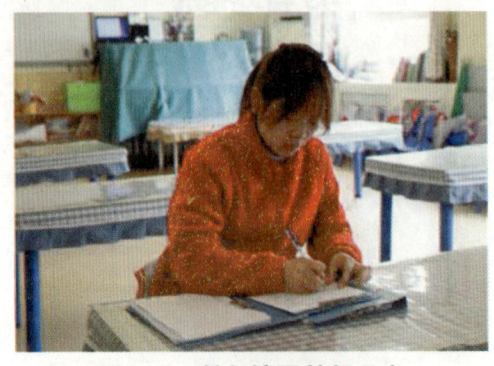

图8-7　教师填写教师日志

2. 做好物品整理和消毒

教师离园前还应做好收尾工作，包括物品归位、地面清洁消毒、玩教具和桌面材料柜等的清洁和消毒。清洁消毒过程中严格按照相关规定，班级物品用消毒水擦拭，将84消毒液和清水按比例1∶100进行配比稀释，消毒药片按比例配兑，依据消毒物品要求的不同，按比例配兑药水；离园后，进行空气紫外线消毒（见图8-8和图8-9）。

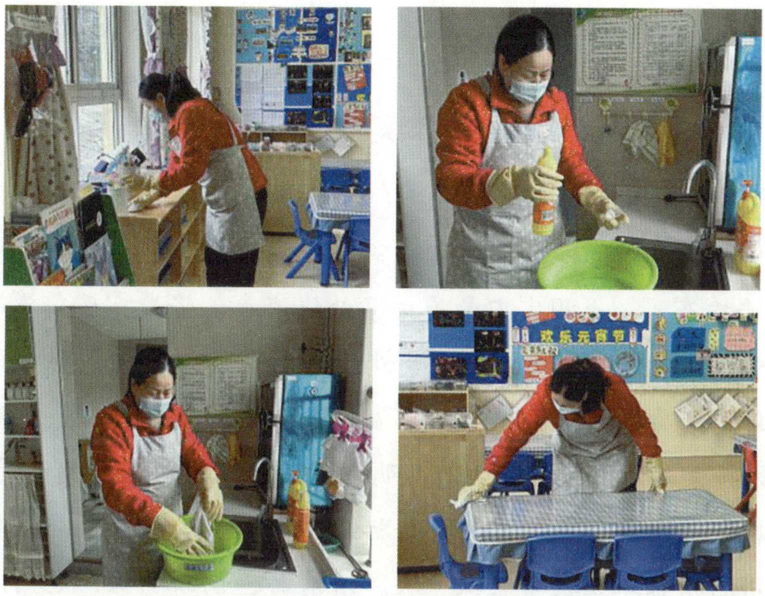

图 8-8　整理班级物品，做好离园消毒

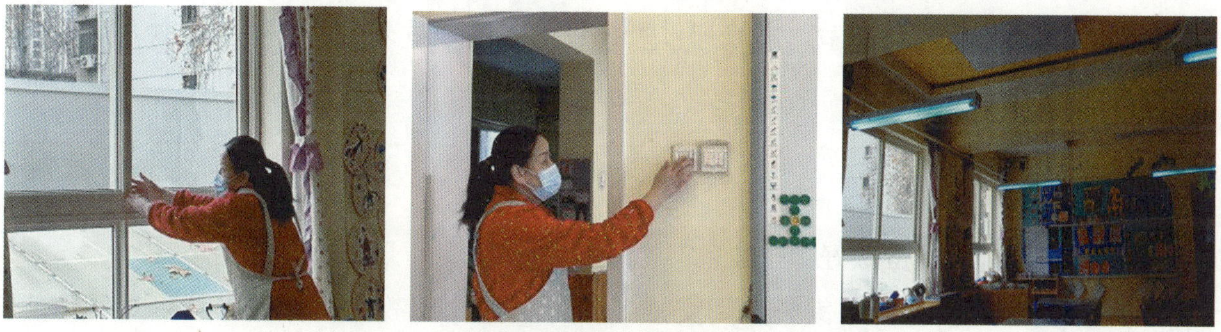

图 8-9　离园后教师关门窗，并用紫外线消毒

幼儿离园后的照护

二、离园后照护工作流程与规范要求

离园后的照护主要有工作总结、物品检查与整理、清洁及消毒三个环节，见表8-7。

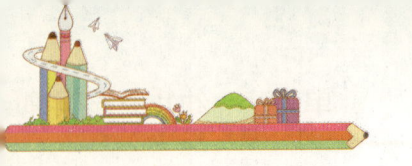

表8-7 幼儿离园后照护工作流程与规范要求

流程	规范要求
工作总结	对当天工作进行总结反思，填写教学日志，必要时与其他教师一起沟通，制订改进计划。
物品检查与整理	做好教室物品、材料的整理，检查水、电、门、窗是否关好。
清洁及消毒	做好活动室清洁及消毒，及时清除垃圾、污物。

知识拓展

紫外线消毒灯的使用规范

根据《托儿所、幼儿园建筑设计规范》（JGJ 39—2016）第6.3.2条，活动室、寝室、幼儿卫生间等幼儿用房宜设置紫外线杀菌灯。室内安装紫外线消毒灯的数量为平均每立方米不少于1.5瓦，且平均布置。采用室内悬吊式紫外线消毒，将带有反射罩的紫外线灯安装于2~2.5米高处，照射时间为30~45分钟。紫外线杀菌灯最好单独设置回路，如与普通照明共用回路时，紫外线消毒灯的开关须单独设置，并采取防误开措施，与照明灯开关保持一定的距离，不允许将紫外线消毒灯开关与照明灯开关并列排放。开关设置要离地2米以上，并加开关盒盖，在盒盖上要贴上醒目的警告标志。在使用过程中，应保持紫外线灯表面的清洁，一般每周用酒精棉球或软布擦拭一次。清洁时，切断电源，忌用汽油等有机溶液擦拭。使用紫外线杀菌灯杀菌的时候最好能把门窗关闭，窗帘拉上，被子、图书翻开。在紫外线杀菌灯使用8000小时以后，需要即时更换灯管。消毒后关闭紫外线灯，打开门窗，经过充分通风换气，方可入室。

思考与练习

1. 幼儿离园前教师应做好哪些准备？

2. 幼儿离园时，教师与家长之间交接工作时最能体现教师的教育智慧，对此你能归纳出哪些？

3. 幼儿离园安全隐患识别与应对：在幼儿离园前后，往往存在着许多安全隐患，如果家长及教师的安全意识不强，观察不细致，很可能会导致许多意外事故的发生。请利用身边的资料和自身的实习经验，小组合作归纳幼儿离园前后可能存在的安全隐患，并完成下表的填写。

幼儿离园安全隐患	可能导致的不良后果	预防方法

参考文献

［1］中国学前教育研究会．中华人民共和国幼儿教育重要文献汇编：幼儿园管理条例［S］．北京：北京师范大学出版社，1999：299-303．

［2］中华人民共和国教育部．幼儿园教育指导纲要（试行）［S］．北京：北京师范大学出版社，2001．

［3］国家中长期教育改革和发展规划纲要（2010—2020）［EB/OL］．（2010-07-29）［2023-08-03］．https：//www.gov.cn/jrzg/2010-07-29/content_1667143.htm.

［4］国务院．国务院关于当前发展学前教育的若干意见（国发〔2010〕41号）［EB/OL］．（2010-11-21）［2023-08-03］．http：//www.moe.gov.cn/jyb_xxgk/moe_1777/moe_1778/201011/t20101124_111850.html.

［5］中华人民共和国教育部．3~6岁儿童学习与发展指南［S］．北京：首都师范大学出版社，2012．

［6］中华人民共和国教育部．幼儿园工作规程［S］．北京：首都师范大学出版社，2016．

［7］中共中央国务院关于学前教育深化改革规范发展的若干意见［EB/OL］．（2018-11-15）［2023-08-03］．https：//www.rmzxb.com.cn/c/2018-11-15/2218498.shtml.

［8］中华人民共和国教育部．"十四五"学前教育发展提升行动计划（教基〔2021〕8号）［EB/OL］．（2021-12-14）［2023-08-03］．http：//www.moe.gov.cn/srcsite/A06/s7053/202112/t20211216_587718.html.

［9］中华人民共和国教育部．关于大力推进幼儿园与小学科学衔接的指导意见（教基〔2021〕4号）［EB/OL］．（2021-03-30）［2023-08-03］．https：//www.gov.cn/zhengce/zhengceku/2021-04/09/content_5598686.htm.

［10］陕西省教育厅办公室．陕西省教育厅办公室关于印发《陕西省幼儿园保育员工作指南（修订）》的通知（陕教基一办〔2021〕2号）［S/OL］．（2021-01-08）［2023-08-03］．http：//jyt.shaanxi.gov.cn/news/jiaoyutingwenjian/202101/18/18661.html.

［11］中华人民共和国教育部．中等职业学校专业教学标准：中等职业学校学前教育专业教学标准（试行）［S/OL］．（2017-08-26）［2023-08-03］．http：//www.moe.gov.cn/s78/A07/zcs_ztzl/2017_zt06/17zt06_bznr/bznr_zzjxbz/.

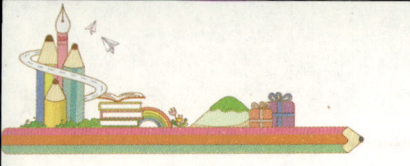

［12］中华人民共和国教育部.幼儿园保育教育质量评估指南（教基〔2022〕1号）［S/OL］.（2022-02-10）［2023-08-03］.https：//www.gov.cn/zhengce/zhengceku/2022-02/15/content_5673585.htm.

［13］国务院办公厅.国务院办公厅关于促进3岁以下婴幼儿照护服务发展的指导意见（国办发〔2019〕15号）［S/OL］.（2019-04-17）［2023-08-03］.https：//www.gov.cn/gongbao/content/2019/content_5392295.htm.

［14］国务院应对新型冠状病毒肺炎疫情联防联控机制.关于依法科学精准做好新冠肺炎疫情防控工作的通知（联防联控机制发〔2020〕28号）［S/OL］.（2020-02-24）［2023-08-03］.https：//www.gov.cn/xinwen/2020-02/25/content_5483024.htm.

［15］顾荣芳，侯金萍.学前儿童健康教育［M］.北京：人民教育出版社，2020.

［16］庞建萍，柳倩.学前儿童健康教育与活动指导［M］.上海：华东师范大学出版社，2014.

［17］柳倩，周念丽，张晔.学前儿童健康学习与发展核心经验［M］.南京：南京师范大学出版社，2016.

［18］张兰香.学前儿童卫生保健［M］.北京：北京师范大学出版社，2011.

［19］麦少美，高秀欣.学前卫生学［M］.上海：复旦大学出版社，2009.

［20］金春燕，卢陈婵.婴幼儿生活照护［M］.上海：复旦大学出版社，2022.